AF459884

m 8° Jaune — 50 — 124 pages

DÉPOT LÉGAL
Rhône-et-Loire
N° 371
1901

LABORATOIRE MUNICIPAL DE THÉRAPEUTIQUE DE L'HOPITAL DE LA PITIÉ

RECHERCHES

SUR

# LA NUTRITION

CHEZ LES SYPHILITIQUES

*PAR L'ANALYSE CHIMIQUE DES URINES*

BIBLIOTHÈQUE NATIONALE R.F. IMPRIMÉS

PAR

Le Dr Jean FERRAS

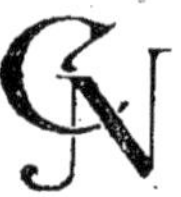

PARIS
C. NAUD, ÉDITEUR
3, RUE RACINE, 3

1901

Td43
815

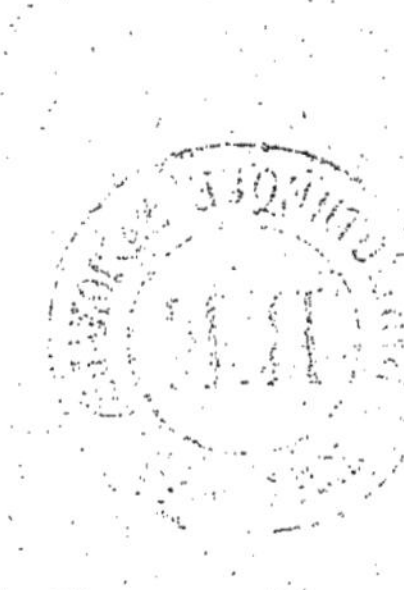

LABORATOIRE MUNICIPAL DE THÉRAPEUTIQUE DE L'HOPITAL DE LA PITIÉ

RECHERCHES

SUR

# LA NUTRITION

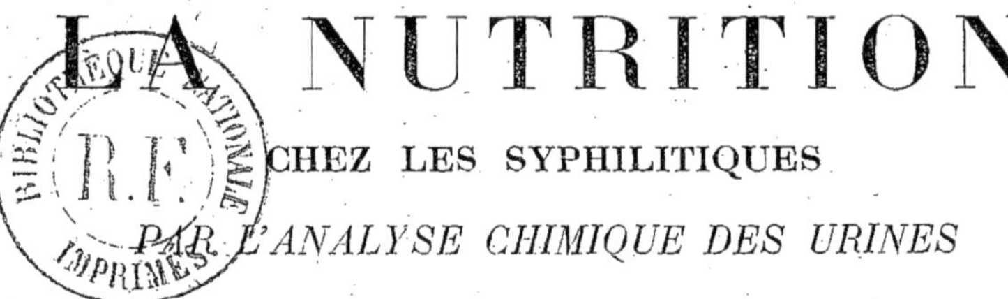
BIBLIOTHÈQUE NATIONALE R.F. IMPRIMÉS

CHEZ LES SYPHILITIQUES

*PAR L'ANALYSE CHIMIQUE DES URINES*

PAR

Le D^r^ Jean FERRAS

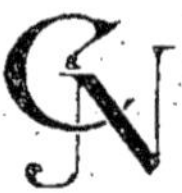

PARIS

C. NAUD, ÉDITEUR

3, RUE RACINE, 3

1901

Td 43 815

BIBLIOTHÈQUE NATIONALE R.F. IMPRIMÉS

# INTRODUCTION

A la fin de 1900, sur le point de terminer nos études médicales, notre maître, M. le Dr Thibierge, nous suggéra l'idée d'un travail sur la nutrition dans la syphilis.

Dans le cours de ces dernières années, en effet, reprenant les travaux de Stephanoff, de Zeleneff, de Quinquaud, Justus et Dominici avaient publié leurs recherches sur l'anémie dans la syphilis primaire et secondaire ; Descouts, Derville, Theille, Gastou avaient envisagé l'albuminurie et la néphrite ; Fisher, Feinberg et Charnaux le diabète et ses rapports avec la syphilis ; Castaigne la perméabilité rénale, mais personne ne s'était encore attaché à faire une étude d'ensemble sur les échanges et les pertes dans la syphilis, traitant les questions si importantes de dénutrition et de déminéralisation.

Très nombreux ont été les mémoires parus en France et à l'étranger, mais la plupart d'entre eux n'ont envisagé que l'albuminurie et le diabète causés par la syphilis ou dans leurs rapports avec elle.

Une seule méthode vraiment scientifique : l'analyse des urines, nous permettait l'étude des déchets de l'organisme et leurs rapports entre eux.

M. Albert Robin ayant très aimablement mis son laboratoire à notre disposition, nous avons entrepris de suite nos recherches avec l'idée préconçue de les pousser vers l'étude des minéraux, et principalement vers celle du soufre, dont le rôle important dans l'organisme a été mis si bien en lumière par les derniers travaux de M. de Rey-Pailhade.

Il y avait là, entre l'azote et le soufre, un parallélisme à établir, qui dès le début nous avait tenté.

Nous pensions inaugurer dans la syphilis cet ordre de recherches, lorsque parut, le 3 mars 1901, le travail important de M. Gastou : « Formule urinaire des Dermatoses », où page 136, il donne le résultat de quelques analyses limitées au dosage de l'urée, des chlorures et des phosphates.

Puis dans le numéro d'avril des *Archives de médecine,* M. Patoir, médecin des hôpitaux de Lille, publiait un mémoire original sur « l'Excrétion des urines des syphilitiques ».

Dans son travail, M. Patoir signale une thèse de Toulouse (juillet 1900), par M. Jean Soual sur le même sujet.

La lecture de ces travaux, où les recherches de toxicité, de perméabilité rénale et de cryoscopie font passer l'analyse chimique au second plan, nous ayant montré des divergences de vue entre ces deux derniers auteurs, nous n'avons pas hésité à continuer nos propres recherches.

Outre le désir de contrôle, il nous restait encore à étudier la question de la déminéralisation à peine ébauchée.

Les difficultés surgies au cours de nos recherches et la limite de temps qui nous était malencontreusement fixée nous ont obligé à restreindre ce travail que nous comptons reprendre dans des études ultérieures.

Néanmoins, il pourra, nous l'espérons, servir à préparer la « Formule urinaire des syphilitiques ».

Dans ce but nous avons choisi nos malades, ne prenant, de préférence, dans le grand nombre de ceux qui s'offraient à notre observation que des sujets à l'âge moyen de la vie, de bonne constitution et exempts, tant dans leur passé que dans le présent de toute affection autre que la syphilis.

La méthode employée par nous a envisagé l'étude de l'azote et ses rapports avec les différents corps.

C'est à elle que nous devons nos tableaux de coefficients.

La restitution de l'urée et du chlorure a permis d'abaisser certains coefficients qui paraîtront inférieurs à ceux admis jusqu'à ce jour.

Grâce à nos tableaux de coefficients, nous envisagerons pour nos conclusions, moins les quantités elles-mêmes des corps éliminés, qui peuvent être variables et tenir à des causes extérieures, que les rapports des éléments entre eux. Ces rappports fournissent en pareil cas, des indications plus précises.

La plupart de nos analyses ont été faites avant tout traitement mercuriel. Pour les malades qui étaient en traitement, nous signalons le ralentissement des oxydations dû au mercure.

Que notre maître M. le D^r^ Thibierge veuille bien agréer l'hommage de notre vive reconnaissance pour les bontés qu'il n'a cessé de nous prodiguer dans le cours de nos études médicales.

Je prie M. Renault, médecin de Ricord, qui a mis si

libéralement son service à notre disposition, d'agréer l'hommage de notre reconnaissance.

J'offre à MM. Dupasquier, Follet, Gouraud, Andrieux, Gaukler et Jeannot, avec nos remerciements notre souvenir bien amical.

Nous tenons à remercier ici MM. Bournigault et Bouilhon, chefs du laboratoire municipal de thérapeutique de l'hôpital de la Pitié dirigé par M. Albert Robin, des conseils qu'ils nous ont prodigués, nous permettant ainsi de mener cette étude à bonne fin.

M. Bouilhon, ancien préparateur du baron Thénard, a été pour nous, non seulement un collaborateur mais un maître à qui nous sommes heureux de témoigner toute notre gratitude.

Que M. le Pr Fournier, dont les magistrales leçons de Saint-Louis nous ont été si utiles, daigne agréer nos respectueux remerciements pour le grand honneur qu'il nous a fait en acceptant la présidence de cette thèse.

Nous avions l'intention de faire précéder nos observations de la technique suivie au cours de nos recherches, mais M. Albert Robin inaugurant ses leçons de la Pitié par l'exposé de la méthode et de la technique en usage dans son laboratoire, nous n'avons pas voulu déflorer l'œuvre du maître, et renvoyons pour le contrôle aux leçons de 1901, qui seront publiées prochainement.

Qu'il nous soit permis de remercier ici M. Albert Robin de la bienveillance qu'il nous a toujours témoignée.

Nous croyons nécessaire de donner comme préambule à nos recherches un type d'analyse d'urines normales qui servira en quelque sorte d'unité.

Ce type a été établi de la moyenne des analyses pratiquées au laboratoire municipal de thérapeutique de l'hôpital de la Pitié par les procédés de M. Albert Robin. Il représente le type d'analyses que M. Robin pratique et dont il se sert pour éclairer les troubles de la nutrition dans les diverses maladies. C'est d'après ce type que nous avons établi toutes nos analyses qui comprennent, à côté des chiffres des divers éléments par 24 heures, le détail des rapports d'échanges que M. Albert Robin a introduits en clinique depuis 20 ans.

Nous donnons ceux qui sont habituellement employés dans le laboratoire et le service de notre maître, qui se propose de faire cette année une série de leçons destinées à exposer leur signification clinique.

---

## TYPE D'ANALYSE NORMALE

**Pour un homme du poids de 65 kilogrammes.**

D'après les chiffres, la technique et les procès-verbaux d'analyses urologiques de M. Albert Robin.

| | |
|---|---|
| Volume des 24 heures. . . . | 1 250cc |
| Coloration. . . . . . . . . | ambrée et transparente |
| Réaction. . . . . . . . . | franchement acide (1) |
| Densité. . . . . . . . . | 1 020 |

| ÉLÉMENTS ANORMAUX | LITRE | 24 HEURES |
|---|---|---|
| Albumine. Glucose. . . . . . . | 0 | 0 |

(1) La recherche de la réaction est faite au papier de tournesol, les calculs en $Ph_2O^5$ par la Phtaleine et une solution alcaline titrée.

| | LITRE | 24 HEURES |
|---|---|---|
| Acidité apparente. . . . . . . . . | 3 240 | 3 880 |
| — réelle. . . . . . . . . . | 6 420 | 7 700 |
| | gr. | gr. |
| Résidu organique. . . . . . . . . | 31 500 | 39 375 |
| — inorganique. . . . . . . . | 13 500 | 16 875 |
| — total. . . . . . . . . . | 45 000 | 56 250 |
| | gr. | gr. |
| Urée. . . . . . . . . . . . | 20 000 | 25 006 |
| Acide urique. . . . . . . . . . | 0 444 | 0 555 |
| Azote total. . . . . . . . . . | 11 243 | 14 053 |
| — de l'urée. . . . . . . . . | 9 331 | 11 665 |
| — incomplètement oxydé. . . . | 1 911 | 2 388 |
| Matières azotées incomplètement oxydées | 4 407 | 5 559 |
| Matières ternaires. . . . . . . . . | 6 649 | 8 311 |
| | gr. | gr. |
| Acide phosphorique total. . . . . . | 2 024 | 2 530 |
| — combiné aux alcalis. | 1 518 | 1 897 |
| — — terres. | 0 506 | 0 647 |
| Chlore. . . . . . . . . . . . | 5 059 | 6 023 |
| Chlorure de sodium. . . . . . . . | 8 334 | 10 417 |
| Acide sulfurique total. . . . . . . . | 2 023 | 2 529 |
| — préformé. . . . . . | 0 103 | 0 129 |
| — conjugué. . . . . . | 0 236 | 0 295 |
| Soufre incomplètement oxydé. . . . | 2 362 | 2 953 |
| Chaux. . . . . . . . . . . . | 0 225 | 0 281 |
| Magnésie. . . . . . . . . . . | 0 112 | 0 140 |

Coefficients de :

| | % |
|---|---|
| Déminéralisation. . . . . . . . . . | 30 |
| Résidu inorganique à l'azote total. . . | 120 |
| Oxydation de l'azote. . . . . . . . | 83 |
| Acide phosphorique total à l'azote total. | 18 |
| — — terreux à acide phosphorique total. . . . . . . . . . | 25 |
| Acide phosphorique total au résidu inorganique. . . . . . . . . . . | 12 |
| Chlore à l'azote. . . . . . . . . | 45 |
| — au résidu inorganique. . . . | 32 |
| Acidité apparente à l'azote total. . . . | 28 |
| — réelle — — . . . . | 57 |
| — apparente à l'acidité réelle. . . | 50 |
| Matières ternaires aux matières organiques | 20 |
| Rapport de l'acide urique à l'urée. . . | 1/45 |
| Acide sulfurique total à l'azote total. . | 21 |
| — — conjugué à l'acide sulfurique total. . . . . . . . . . | 4 33 |
| Oxydation du soufre. . . . . . . . | 90 |
| Chaux à l'azote total. . . . . . . . | 2 |
| Magnésie à — . . . . . . . . . . | 1 |

# OBSERVATIONS

---

### Observation I (personnelle).

X..., pâtissier, 16 ans et demi, entre à la Pitié, salle Serres, n° 40, le 20 mars 1901.

*Antécédents héréditaires.* — Père, mère vivants et bien portants.

*Antécédents personnels.* — Rougeole à 8 ans, et à 9 ans plaie à la jambe gauche qui a suppuré longtemps, laissant, au tiers antérieur du tibia, une cicatrice adhérente de 8 centimètres environ, qui fait penser à une ostéomyélite ancienne.

Deux sœurs et un frère bien portants.

*État actuel.* — Constitution robuste et bien développé pour son âge : taille $1^m,66$ ; poids 53 kilogrammes.

Le 21 *mars*, chancre à la lèvre supérieure datant de 20 jours : la surface est cicatrisée, mais le noyau d'induration est encore du volume d'une grosse noisette. La lèvre est très hypertrophiée. Adénite angulo-maxillaire du côté gauche très marquée.

Courbature et malaise : paupières légèrement œdématiées.

Roséole confluente sur le tronc. Pas de plaques papulo-érosives.

L'examen des urines (4 litres) décèle la présence d'une quantité d'albumine considérable : 16 grammes en 24 heures.

1re analyse le 22 mars.

Le malade est mis au régime lacté intégral jusqu'au 30 mars. L'albumine reste stationnaire : 15 grammes.

Pas de traitement Hg.

2e analyse le 30 mars. Poids 53kgr,500.

Aucune modification locale ni générale,

Le traitement est alors modifié : bichlorure 2 à 6 centigrammes par jour ; régime alimentaire mixte.

L'état général s'aggrave ; les urines tombent de 4 litres à 1 500 grammes, l'œdème paraît à la face, aux membres, au scrotum ; tous les tissus s'hydratent, le poids monte à 64 kilogrammes. La température oscille entre 38 et 39°.

La fatigue et la dépression sont très marquées.

Enfin, le 16 *avril*, il meurt *subitement* dans l'après-midi.

A l'**autopsie**, le 18 *avril*, œdème considérable ; les tissus sont très hydratés, liquide abondant dans la plèvre et le péricarde. Les deux reins sont doublés de volume. Poids : rein droit, 250 grammes ; rein gauche, 300 grammes. Pâles, ils ne présentent aucune trace macroscopique de néphrite et se laissent assez facilement décortiquer.

L'examen pratiqué à l'aide de la teinture d'iode ne traduit pas de dégénérescence amyloïde.

Foie très volumineux : poids $3^{kgr},200$.
Rate hypertrophiée, 800 grammes.
Cœur et encéphale normaux.
Aucune lésion apparente n'expliquait la mort.

*Première analyse* (22 *mars* 1901).

| | |
|---|---|
| Volume des 24 heures. . . . | $3\,300^{cc}$ |
| Coloration. . . . . . . . . | paille |
| Réaction. . . . . . . . . . | légèrement alcaline |
| Densité. . . . . . . . . . | 1 008,5 |

| | LITRE | 24 HEURES |
|---|---|---|
| Albumine. . . . . . . . . | $4^{gr},900$ | $16^{gr},170$ |
| Glucose. . . . . . . . . . | 0 | 0 |

| PREMIÈRE ANALYSE | LITRE | 24 HEURES |
|---|---|---|
| | gr. | gr. |
| Acidité apparente | 0 290 | 0 960 |
| — réelle | 3 330 | 11 000 |
| | gr. | gr. |
| Résidu organique | 15 016 | 49 552 |
| — inorganique | 6 600 | 21 780 |
| — total | 21 616 | 71 332 |
| | gr. | gr. |
| Urée | 6 693 | 22 086 |
| Acide urique | 0 096 | 0 317 |
| Azote total | 4 377 | 14 444 |
| — de l'urée | 3 113 | 10 273 |
| — incomplètement oxydé | 1 264 | 4 171 |
| Matières azotées incomplètement oxydées | 3 080 | 10 164 |
| Matières ternaires | 0 247 | 0 815 |
| | gr. | gr. |
| Acide phosphorique total | 0 320 | 1 056 |
| — combiné aux alcalis | 0 280 | 0 924 |
| — — terres | 0 040 | 0 132 |
| Chlore | 2 912 | 10 608 |
| Chlorure de sodium | 4 800 | 15 840 |

*Première analyse.* — Coefficients de :

| | °/. |
|---|---|
| Déminéralisation. . . . . . . . . | 30 5 |
| Résidu inorganique à l'azote. . . . | 150 8 |
| Oxydations de l'azote. . . . . . . | 71 1 |
| Acide phosphorique à l'azote. . . . | 7 3 |
| — — terreux à acide phosphorique total. . . . . . . . | 12 5 |
| Acide phosphorique total au résidu inorganique. . . . . . . . . . . | 4 8 |
| Chlore à l'azote. . . . . . . . . | 66 5 |
| Chlore au résidu inorganique. . . . | 44 |
| Acidité apparente à l'azote. . . . . | 6 6 |
| — réelle — . . . . . | 76 |
| Acidité apparente à l'acidité réelle. . . | 8 7 |
| Matières ternaires à matières organiques. | 1 6 |
| Rapport à l'acide urique à l'urée. . . | 69 7 |

---

*Deuxième analyse* (30 *mars* 1901).

| | |
|---|---|
| Volume des 24 heures. . . . | 1 500cc |
| Coloration. . . . . . . . . | ambrée foncée |
| Réaction. . . . . . . . . . | franchement alcaline |
| Densité. . . . . . . . . . | 1 021 |

| | LITRE | 24 HEURES |
|---|---|---|
| | — | — |
| Albumine. . . . . . . . . | 10gr,000 | 15gr,000 |
| Glucose. . . . . . . . . | 0 | 0 |

| DEUXIÈME ANALYSE | LITRE | 24 HEURES |
|---|---|---|
| | gr. | gr. |
| Acidité apparente. . . . . . . . . . | 1 160 | 1 740 |
| — réelle. . . . . . . . . . | 3 770 | 5 655 |
| | gr. | gr. |
| Résidu organique. . . . . . . . . | 27 965 | 41 952 |
| — inorganique. . . . . . . | 5 400 | 8 100 |
| — total. . . . . . . . . . | 33 365 | 50 052 |
| | gr. | gr. |
| Urée. . . . . . . . . . . . . | 13 274 | 19 911 |
| Acide urique. . . . . . . . . . | 0 140 | 0 210 |
| Azote total. . . . . . . . . . . | 8 518 | 12 777 |
| — de l'urée. . . . . . . . . | 6 174 | 9 261 |
| — incomplètement oxydé. . . . | 2 344 | 3 516 |
| Matières azotées incomplètement oxydées | 2 922 | 4 488 |
| Matières ternaires. . . . . . . . . | 1 559 | 2 338 |
| | gr. | gr. |
| Acide phosphorique total. . . . . . | 1 180 | 1 770 |
| — combiné aux alcalis. | 1 070 | 1 605 |
| — — terres. | 0 110 | 0 165 |
| Chlore. . . . . . . . . . . . | 1 335 | 2 002 |
| Chlorure de sodium. . . . . . . . | 2 200 | 3 300 |

*Deuxième analyse.* — Coefficients de :

| | % |
|---|---|
| Déminéralisation. . . . . . . . . | 16 |
| Résidu inorganique à l'azote total. . . | 63 3 |
| Oxydation de l'azote. . . . . . . . | 72 4 |
| Acide phosphorique total à l'azote total . | 13 8 |
| — — terreux à acide phosphorique total. . . . . . . . | 9 3 |
| Acide phosphorique total à résidu inorganique. . . . . . . . . . . | 21 8 |
| Chlore à l'azote. . . . . . . . . | 15 6 |
| Chlore au résidu inorganique. . . . | 24 6 |
| Acidité apparente à l'azote. . . . . | 13 6 |
| — réelle — . . . . . . . | 44 2 |
| Acide apparente à acidité réelle. . . . | 30 7 |
| Matières ternaires aux matières organiques | 5 5 |
| Rapport de l'acide urique à l'urée. . . | 94 8 |

---

*Troisième analyse* (9 *avril* 1901).

Volume en 24 heures. . . . . . 1 500cc
Coloration. . . . . . . . . ambrée foncée
Réaction. . . . . . . . . . légèrement acide
Densité. . . . . . . . . . 1 031

| | LITRE | 24 HEURES |
|---|---|---|
| Albumine. . . . . . . . . | 26gr,600 | 39gr,900 |
| Glucose. . . . . . . . . . | 0 | 0 |

| TROISIÈME ANALYSE | LITRE | 24 HEURES |
|---|---|---|
| | gr. | gr. |
| Acidité apparente. | 4 640 | 6 960 |
| — réelle. | 10 150 | 15 215 |
| | gr. | gr. |
| Résidu organique. | 72 626 | 108 939 |
| — inorganique. | 14 000 | 21 000 |
| — total. | 86 626 | 129 939 |
| | gr. | gr. |
| Urée. | 23 113 | 34 669 |
| Acide urique. | 0 330 | 0 495 |
| Azote total. | 14 930 | 22 395 |
| — de l'urée. | 10 518 | 15 777 |
| — incomplètement oxydé. | 4 412 | 6 618 |
| Matières azotées incomplètement oxydées | 0 737 | 1 105 |
| Matières ternaires. | 21 846 | 32 769 |
| | gr. | gr. |
| Acide phosphorique total. | 2 170 | 3 255 |
| — combiné aux alcalis. | 1 760 | 2 645 |
| — — terres. | 0 410 | 0 610 |
| Chlore. | 8 133 | 12 200 |
| Chlorure de sodium. | 13 400 | 20 100 |

*Troisième analyse.* — Coefficients de :

| | °/₀ |
|---|---|
| Déminéralisation. . . . . . . . . . . | 16 1 |
| Résidu inorganique à l'azote total. . . . | 93 8 |
| Oxydation de l'azote. . . . . . . . | 70 4 |
| Acide phosphorique total à l'azote total . | 14 5 |
| — — terreux à acide phosphorique total. . . . . . . . . | 2 7 |
| Acide phosphorique total au résidu inorganique. . . . . . . . . . . | 2 9 |
| Chlore à l'azote. . . . . . . . . | 54 4 |
| Chlore au résidu inorganique. . . . | 57 8 |
| Acidité apparente à l'azote total. . . . | 31 |
| — réelle — . . . | 67 9 |
| Acidité apparente à acidité réelle. . . | 45 7 |
| Matières ternaires aux matières organiques | 30 |
| Rapport de l'acide urique à l'urée. . . | 70 |

---

OBSERVATION II (personnelle).

J. T..., terrassier, 34 ans, entre à la Pitié, salle Rayer, n° 34 bis, le 25 avril 1901.

*Antécédents personnels.* — Toujours bons sauf une blennorrhagie contractée pendant le service militaire.

*État actuel.* — Constitution vigoureuse, taille 1m,73, poids 74 kilogrammes.

Le 15 avril, le malade est au 12e jour d'un chancre de la verge siégeant à la face postérieure du sillon balano-préputial, dans le voisinage du frein. Le chancre de dimension d'une pièce de 50 centimes est franchement induré, et à surface suintante, de teinte rouge jambonnée.

Adénite inguinale gauche, cervicale et sus-trochantériens.

L'état général est assez déprimé, céphalalgie et courbature.

*Traitement.* — Pilules de proto-iodure.

Le malade s'était rapidement remonté, mais après la cicatrisation du chancre, il part malgré les observations faites pour continuer son traitement.

*Analyse* (25 *avril* 1901).

| | |
|---|---|
| Volume en 24 heures. . . . | 1 400cc |
| Coloration. . . . . . . . | ambrée limpide |
| Réaction. . . . . . . . . | acide |
| Densité. . . . . . . . . | 1 012 |

| | LITRE | 24 HEURES |
|---|---|---|
| | — | — |
| Albumine et Glucose. . . . | 0 | 0 |

| ANALYSE DU 25 AVRIL 1901 | LITRE | 24 HEURES |
|---|---|---|
| | gr. | gr. |
| Acidité apparente. . . . . . . . . | 1 305 | 1 827 |
| — réelle. . . . . . . . . | 2 900 | 4 060 |
| | gr. | gr. |
| Résidu organique. . . . . . . . | 21 996 | 30 794 |
| — inorganique. . . . . . . | 6 900 | 9 660 |
| — total. . . . . . . . . . | 28 896 | 40 454 |
| | gr. | gr. |
| Urée. . . . . . . . . . . . . | 14 494 | 20 291 |
| Acide urique. . . . . . . . . | 0 080 | 0 112 |
| Azote total. . . . . . . . . . | 6 675 | 9 345 |
| — de l'urée. . . . . . . . | 6 327 | 8 857 |
| — incomplètement oxydé. . . . | 0 348 | 0 487 |
| Matières azotées incomplètement oxydées | 0 805 | 1 127 |
| Matières ternaires. . . . . . . . | 6 627 | 9 277 |
| | gr. | gr. |
| Acide phosphorique total. . . . . . | 1 100 | 1 540 |
| — combiné aux alcalis. | 0 800 | 1 120 |
| — — terres. | 0 300 | 0 420 |
| Chlore. . . . . . . . . . . . | 3 035 | 4 250 |
| Chlorure de sodium. . . . . . . | 5 000 | 7 000 |
| Acide sulfurique total. . . . . . . | 1 434 | 1 807 |
| — préformé. . . . . | 1 136 | 1 590 |
| — conjugué. . . . . | 0 050 | 0 070 |
| Soufre incomplètement oxydé. . . . | 0 248 | 0 347 |
| Chaux. . . . . . . . . . . . | 0 125 | 0 175 |
| Magnésie. . . . . . . . . . . | 0 113 | 0 159 |

*Analyse du 25 avril.* — Coefficients de :

| | % |
|---|---|
| Déminéralisation. . . . . . . . . . | 23 2 |
| Résidu inorganique à l'azote total. . . | 103 |
| Oxydation de l'azote. . . . . . . . | 95 |
| Acide phosphorique total à azote total. . | 16 5 |
| — terreux à acide phosphorique total. . . . . . . . . | 27 |
| Acide phosphorique total à résidu inorganique. . . . . . . . . . . . . | 16 |
| Chlore à azote total. . . . . . . . . | 45 5 |
| — au résidu inorganique. . . . . | 44 |
| Acidité apparente à l'azote total. . . . | 19 5 |
| — réelle — . . . | 43 5 |
| — apparente à l'acidité réelle. . . | 45 |
| Matières ternaires aux matières organiques | 30 |
| Rapport de l'acide urique à l'urée. . . | 180 |
| Acide sulfurique total à l'azote. . . . | 21 |
| — conjugué à acide sulfurique total. . . . . . . . . . | 3 5 |
| Oxydation du soufre. . . . . . . . | 82 |
| Chaux à l'azote total. . . . . . . . | 1 87 |
| Magnésie. — . . . . . . . . . . | 1 69 |

## Observation III (personnelle).

F. F..., lingère, 24 ans, entre le 6 mai 1901, à la Pitié, salle Cruveilher, n° 18.

*Antécédents héréditaires.* — Père, mère vivants, bien portants ; une sœur mariée en bonne sauté ; enfants superbes.

*Antécédents personnels.* — Fièvre typhoïde et rougeole dans l'enfance. Belle santé, de constitution robuste, taille 1m,62, poids 67 kilogrammes.

Au 9e jour d'un chancre de la grande lèvre situé vers le bord libre, à la hauteur du méat, que la malade a remarqué à cause de la cuisson vive ressentie en urinant.

Actuellement la grande lèvre est très hypertrophiée : on sent un noyau induré volumineux. Quant à la coloration rouge du chancre et à sa surface suintante, elle était masquée par un écoulement leucorrhéique abondant.

Le facies est pâle ; l'état général inquiétant. Céphalée intolérable. La malade est soumise, aussitôt, à une injection de calomel de dix centigrammes par semaine.

Première analyse le 7 mai 1901.

L'état général s'améliore, la céphalée s'atténue.

Une deuxième analyse est faite le 20 mai.

Et la malade quitte le service le 29 après 4 injections de calomel, sans autres manifestations.

*Première analyse* (7 *mai* 1901).

| | |
|---|---|
| Volume en 24 heures. . . . | 1 400$^{cc}$ |
| Coloration. . . . . . . . | paille foncée |
| Réaction. . . . . . . . . | acide |
| Densité. . . . . . . . . | 1 018 |

| | LITRE | 24 HEURES |
|---|---|---|
| Albumine et Glucose. . . . | 0 | 0 |

| PREMIÈRE ANALYSE | LITRE | 24 HEURES |
|---|---|---|
| | gr. | gr. |
| Acidité apparente. . . . . . . . . | 0 678 | 0 849 |
| — réelle. . . . . . . . . . . | 2 938 | 4 113 |
| | gr. | gr. |
| Résidu organique. . . . . . . . . | 16 072 | 22 501 |
| — inorganique. . . . . . . . | 11 600 | 19 240 |
| — total. . . . . . . . . . . | 27 672 | 38 741 |
| | gr. | gr. |
| Urée. . . . . . . . . . . . . . | 10 021 | 14 029 |
| Acide urique. . . . . . . . . . | 0 090 | 0 126 |
| Azote total. . . . . . . . . . . | 5 903 | 8 264 |
| — de l'urée. . . . . . . . . | 4 847 | 6 786 |
| — incomplètement oxydé. . . . | 1 036 | 1 450 |
| Matières azotées incomplètement oxydées | 2 515 | 3 521 |
| Matières ternaires. . . . . . . . | 4 446 | 6 224 |
| | gr. | gr. |
| Acide phosphorique total. . . . . . | 0 900 | 1 260 |
| — combiné aux alcalis. | 0 590 | 0 826 |
| — — terres. | 0 310 | 0 434 |
| Chlore. . . . . . . . . . . . . | 5 463 | 7 648 |
| Chlorure de sodium. . . . . . . . | 9 000 | 12 600 |
| Acide sulfurique total. . . . . . . | 1 343 | 1 880 |
| — préformé. . . . . | 1 026 | 1 436 |
| — conjugué. . . . . | 0 072 | 0 101 |
| Soufre incomplètement oxydé. . . . | 0 245 | 0 343 |
| Chaux. . . . . . . . . . . . . | 0 076 | 0 106 |
| Magnésie. . . . . . . . . . . . | 0 043 | 0 061 |

*Première analyse.* — Coefficients de :

| | % | |
|---|---|---|
| Déminéralisation. . . . . . . . . . | 42 | |
| Résidu inorganique à l'azote total.. . . | 196 | 5 |
| Oxydations de l'azote. . . . . . . . | 82 | |
| Acide phosphorique total à l'azote total. . | 15 | 4 |
| — terreux à acide phosphorique total. . . . . . . . . | 34 | 4 |
| Acide phosphorique total au résidu inorganique. . . . . . . . . . . | 7 | 7 |
| Chlore à azote total.. . . . . . . . | 92 | 5 |
| — au résidu inorganique. . . . . | 47 | |
| Acidité apparente à l'azote total. . . . | 11 | 5 |
| — réelle — . . . | 49 | 8 |
| — apparente à acidité réelle. . . , | 23 | |
| Matières ternaires aux matières organiques | 27 | 6 |
| Rapport de l'acide urique à l'urée. . . | 111 | |
| Acide sulfurique total à l'azote. . . . | 23 | |
| — conjugué à acide sulfurique total.. . . . . . . . . . . | 5 | 36 |
| Oxydation du soufre. . . . . . . . | 82 | |
| Chaux à l'azote total. . . . . . . . | 1 | 87 |
| Magnésie. — . . . . . . . . | 1 | 69 |

*Deuxième analyse* (20 *mai* 1901).

| | |
|---|---|
| Volume en 24 heures. . . . . | 1 780cc |
| Coloration. . . . . . . . | paille peu limpide |
| Réaction. . . . . . . . . | acide |
| Densité. . . . . . . . . . | 1 015 |

| | LITRE | 24 HEURES |
|---|---|---|
| Albumine. . . . . . . . | 0 | 0 |
| Glucose. . . . . . . . . | 0 | 0 |

| DEUXIÈME ANALYSE | LITRE | 24 HEURES |
|---|---|---|
| | gr. | gr. |
| Acidité apparente. . . . . . . . . | 1 130 | 2 111 |
| — réelle. . . . . . . . . . | 2 712 | 4 826 |
| | gr. | gr. |
| Résidu organique. . . . . . . . . | 10 059 | 17 905 |
| — inorganique. . . . . . . | 12 000 | 20 360 |
| — total. . . . . . . . . . . | 22 059 | 39 265 |
| | gr. | gr. |
| Urée. . . . . . . . . . . . . | 7 069 | 12 582 |
| Acide urique. . . . . . . . . . | 0 100 | 0 178 |
| Azote total. . . . . . . . . . | 3 622 | 6 447 |
| — de l'urée.. . . . . . . . . | 3 281 | 5 852 |
| — incomplètement oxydé. . . . | 0 097 | 0 172 |
| Matières azotées incomplètement oxydées | 0 160 | 0 284 |
| Matières ternaires. . . . . . . . | 2 730 | 4 859 |
| | gr. | gr. |
| Acide phosphorique total. . . . . . | 1 270 | 2 260 |
| — combiné aux alcalis. | 1 200 | 2 136 |
| — — terres . | 0 070 | 0 124 |
| Chlore. . . . . . . . . . . . | 5 463 | 9 724 |
| Chlorure de sodium. . . . . . . . | 9 000 | 16 020 |
| Acide sulfurique total. . . . . . . | 0 971 | 1 728 |
| — préformé. . . . . | 0 705 | 1 255 |
| — conjugué. . . . . | 0 070 | 0 125 |
| Soufre incomplètement oxydé. . . . | 0 196 | 0 349 |
| Chaux. . . . . . . . . . . . | 0 207 | 0 368 |
| Magnésie. . . . . . . . . . . . | 0 068 | 0 121 |

*Deuxième analyse.* — Coefficients de :

| | °/° |
|---|---|
| Déminéralisation. . . . . . . . . | 54 4 |
| Résidu inorganique à l'azote total.. . . . | 354 3 |
| Oxydation de l'azote. . . . . . . . | 91 2 |
| Acide phosphorique total à l'azote total. | 37 8 |
| — terreux à acide phosphorique total. . . . . . . . | 5 5 |
| Acide phosphorique total au résidu inorganique. . . . . . . . . . | 10 6 |
| Chlore à azote total. . . . . . . . . | 161 |
| — au résidu inorganique. . . . . . | 45 5 |
| Acidité apparente à l'azote total. . . . | 33 4 |
| — réelle — . . . . . | 80 1 |
| — apparente à acidité réelle. . . | 41 6 |
| Matières ternaires aux matières organiques | 27 1 |
| Rapport de l'acide urique à l'urée.. . . | 70 6 |
| Acide sulfurique total à l'azote. . . . | 27 |
| — conjugué à acide sulfurique total. . . . . . . . . . | 7 21 |
| Oxydation du soufre. . . . . . . . | 80 |
| Chaux à l'azote. . . . . . . . . | 5 7 |
| Magnésie à l'azote. . . . . . . . | 1 8 |

## Observation IV (personnelle).

M. L..., ménagère, 23 ans, se présente à la consultation externe de la Pitié le 10 mai 1901.

*Antécédents héréditaires.* — Parents excellente santé, frères et sœurs bien portants.

*Antécédents personnels.* — Bonne santé, mariée depuis 4 ans. A une enfant de 2 ans et demi très bien portante.

*État actuel.* — Constitution moyenne ; taille 1m,55 ; poids 53 kilogrammes.

Depuis 15 jours la malade a remarqué à la lèvre supérieure droite une écorchure sans tendance à la guérison.

La lèvre grossit rapidement, et lorsqu'elle se présente à nous le 13 mai, la malade est très défigurée ; la lèvre supérieure, œdématiée, du volume d'un petit boudin, laisse la bouche entr'ouverte, avec écoulement de salive.

Le noyau d'induration disparaît dans le gonflement. Le chancre reste toujours visible, cicatrisé, mais sans tendance à la régression.

Adénite considérable præ-auriculaire et rétro-maxillaire.

Analyse des urines faite le 16 mai.

Le mauvais état de la bouche ne permet pas d'instituer de suite un traitement mercuriel interne.

La malade a été soumise à des pulvérisations quotidiennes d'une solution de bichlorure auxquelles on a associé, peu après, des pilules de bichlorure pendant 20 jours.

Aucune amélioration ; le gonflement persiste.

Elle allait être traitée par l'ignipuncture lorsqu'elle a cessé de revenir à la consultation.

*Analyse* (16 *mai* 1901)

| | |
|---|---|
| Volume en 24 heures. . . . . | 900$^{cc}$ |
| Coloration. . . . . . . . | ambrée |
| Réaction. . . . . . . . . | acide |
| Densité. . . . . . . . . | 1 032 |

| | LITRE | 24 HEURES |
|---|---|---|
| Albumine. . . . . . . . . | 0 | 0 |
| Glucose. . . . . . . . . | 0 | 0 |

| ANALYSE DU 16 MAI 1901 | LITRE | 24 HEURES |
|---|---|---|
| Acidité apparente | gr. 4 294 | gr. 3 864 |
| — réelle | 9 040 | 8 136 |
| Résidu organique | gr. 44 320 | gr. 39 888 |
| — inorganique | 12 600 | 11 340 |
| — total | 56 920 | 51 228 |
| Urée | gr. 21 315 | gr. 19 183 |
| Acide urique | 0 560 | 0 504 |
| — hippurique | 4 277 | 3 849 |
| Azote total | 12 909 | 11 618 |
| — de l'urée | 9 914 | 8 922 |
| — incomplètement oxydé | 2 995 | 2 695 |
| Matières azotées incomplètement oxydées | 6 161 | 6 085 |
| Matières ternaires | 25 683 | 23 115 |
| Acide phosphorique total | gr. 3 000 | gr. 2 700 |
| — combiné aux alcalis | 2 500 | 2 250 |
| — — terres | 0 500 | 0 450 |
| Chlore | 3 885 | 3 496 |
| Chlorure de sodium | 6 400 | 5 760 |
| Acide sulfurique total | 2 949 | 2 653 |
| — préformé | 2 128 | 1 915 |
| — conjugué | 0 135 | 0 121 |
| Soufre incomplètement oxydé | 0 685 | 0 616 |
| Chaux | 0 566 | 0 509 |
| Magnésie | 0 365 | 0 328 |

*Analyse du 16 mai 1901.* — Coefficients de :

| | % |
|---|---|
| Déminéralisation. . . . . . . . . . | 22 |
| Résidu inorganique à l'azote total. . . . | 97 6 |
| Oxydation de l'azote. . . . . . . . | 76 7 |
| Acide phosphorique total à azote total. . | 23 2 |
| — terreux à acide phosphorique total. . . . . . . . . | 16 6 |
| Acide phosphorique total au résidu inorganique. . . . . . . . . . . . | 23 8 |
| Chlore à l'azote total. . . . . . . | 30 |
| — au résidu inorganique. . . . . | 30 8 |
| Acidité apparente à l'azote total. . . . | 33 2 |
| — réelle — . . . | 70 |
| — apparente à l'acidité réelle. . . | 47 5 |
| Matières ternaires aux matières organiques | 57 9 |
| Rapport de l'acide urique à l'urée. . . | 38 |
| Acide sulfurique total à l'azote. . . . | 23 |
| — conjugué à acide sulfurique total. . . . . . . . . . . | 4 54 |
| Oxydation du soufre. . . . . . . . | 77 |
| Chaux à l'azote. . . . . . . . . . | 4 4 |
| Magnésie à l'azote. . . . . . . . . | 2 8 |

### Observation V (personnelle).

I. G..., serrurier, 30 ans, entre à l'hôpital Ricord, salle 9, n° 4, le 12 avril 1901.

*Antécédents personnels.* — Bons.

*État actuel.* — Constitution moyenne, taille $1^{m}$,70 ; poids 70 kilogrammes.

Le malade, qui a eu il y a 9 mois un chancre à la verge, rapidement guéri, et qui n'a suivi le traitement que durant quelques jours, accuse de la céphalée, et présente une alopécie en clairière.

Nombreuses plaques buccales et pharyngées.

Asthénie assez marquée.

Sur le tronc et les membres supérieurs poussée de syphilides papuleuses.

Analyse faite le 14 avril.

Le malade quitte le service après 12 jours de traitement.

*Analyse* (14 *avril* 1901).

| | |
|---|---|
| Volume en 24 heures. . . . | 2 800$^{cc}$ |
| Coloration. . . . . . . . | ambrée limpide |
| Réaction. . . . . . . . . | franchement acide |
| Densité. . . . . . . . . | 1 021 |

| | LITRE | 24 HEURES |
|---|---|---|
| | — | — |
| Albumine et Glucose. . . . | 0 | 0 |

| ANALYSE DU 14 AVRIL 1901 | LITRE | 24 HEURES |
|---|---|---|
| | gr. | gr. |
| Acidité apparente. . . . . . . . . | 1 160 | 3 248 |
| — réelle. . . . . . . . . . | 3 190 | 8 932 |
| | gr. | gr. |
| Résidu organique. . . . . . . . . | 17 430 | 48 804 |
| — inorganique. . . . . . . | 15 000 | 42 000 |
| — total. . . . . . . . . . | 32 430 | 90 804 |
| | gr. | gr. |
| Urée. . . . . . . . . . . . . | 11 343 | 31 420 |
| Acide urique. . . . . . . . . . | 0 170 | 0 476 |
| Azote total. . . . . . . . . . | 5 865 | 16 422 |
| — de l'urée.. . . . . . . . . | 5 276 | 14 772 |
| — incomplètement oxydé. . . . | 0 589 | 1 649 |
| Matières azotées incomplètement oxydées | 1 330 | 3 724 |
| Matières ternaires. . . . . . . . | 4 587 | 13 843 |
| | gr. | gr. |
| Acide phosphorique total. . . . . . | 1 140 | 3 191 |
| — combiné aux alcalis. | 0 740 | 2 072 |
| — — terres. | 0 400 | 1 120 |
| Chlore. . . . . . . . . . . . | 5 705 | 15 974 |
| Chlorure de sodium. . . . . . . . | 9 400 | 26 330 |
| Acide sulfurique total.. . . . . . | 1 783 | 4 992 |
| — préformé. . . . . | 1 390 | 3 892 |
| — conjugué. . . . . | 0 122 | 0 341 |
| Soufre incomplètement oxydé. . . . | 0 271 | 0 759 |
| Chaux. . . . . . . . . . . . | 0 261 | 0 721 |
| Magnésie. . . . . . . . . . . | 0 170 | 0 476 |

*Analyse du 14 avril 1901.* — Coefficients de :

| | % |
|---|---|
| Déminéralisation. . . . . . . . . . . | 46 |
| Résidu inorganique à l'azote total. . . | 255 |
| Oxydation de l'azote. . . . . . . . | 90 |
| Acide phosphorique total à l'azote total. . | 19 4 |
| — — terreux à acide phosphorique total. . . . . . . . . | 35 |
| Acide phosphorique total à résidu inorganique. . . . . . . . . . . . | 7 6 |
| Acidité apparente à l'azote. . . . . . | 19 7 |
| — réelle — . . . . . . | 54 2 |
| — apparente à l'acidité réelle. . . | 36 3 |
| Chlore à l'azote. . . . . . . . . | 97 |
| Chlore au résidu inorganique. . . . | 38 |
| Matières ternaires aux matières organiques | 26 |
| Rapport de l'acide urique à l'urée. . . | 66 7 |
| Acide sulfurique total à l'azote. . . . | 30 5 |
| — — conjugué à acide sulfurique total. . . . . . . . . . | 6 8 |
| Oxydation du soufre. . . . . . . . | 85 |
| Chaux hydratée à azote total. . . . . | 4 4 |
| Magnésie — . . . . . . | 2 9 |

## Observation VI

L. R..., menuisier, 48 ans, entre à l'hôpital Ricord, salle 9, n° 16, le 22 avril 1901.

*Antécédents héréditaires et personnels.* — Bons.

*État actuel.* — Constitution forte, gros, voisin de l'obésité, alcoolique inavoué : taille 1m,75, poids 89 kilogrammes.

Accident initial remonte à 17 mois : chancre de la verge. Traitement sérieux dès le début.

Il y a un mois, reprise des accidents par une poussée papuleuse du visage avec céphalalgie.

Au bras droit, large placard papulo-crustacé.

Alopécie en clairière. État général bon.

Deux analyses à 8 jours d'intervalle, le 29 avril et le 6 mai.

Le malade s'est rapidement amélioré sous l'influence du traitement.

*Première analyse* (*29 avril* 1901).

| | |
|---|---|
| Volume en 24 heures. . . | 1 200cc |
| Coloration.. . . . . . . | ambrée légèrement foncée |
| Réaction. . . . . . . . | acide |
| Densité. . . . . . . . . | 1 032 |

| | LITRE | 24 HEURES |
|---|---|---|
| | — | — |
| Albumine et Glucose. . . . | 0 | 0 |

| PREMIÈRE ANALYSE | LITRE | 24 HEURES |
|---|---|---|
| | gr. | gr. |
| Acidité apparente | 1 450 | 1 740 |
| — réelle | 4 330 | 5 220 |
| | gr. | gr. |
| Résidu organique | 30 483 | 36 579 |
| — inorganique | 20 200 | 24 240 |
| — total | 50 683 | 60 819 |
| | gr. | gr. |
| Urée | 20 144 | 24 162 |
| Acide urique | 0 430 | 0 516 |
| Azote total | 12 579 | 15 094 |
| — de l'urée | 9 369 | 11 242 |
| — incomplètement oxydé | 3 210 | 3 852 |
| Matières azotées incomplètement oxydées | 7 667 | 9 200 |
| Matières ternaires | 2 242 | 2 690 |
| | gr. | gr. |
| Acide phosphorique total | 1 690 | 1 928 |
| — combiné aux alcalis | 1 450 | 1 740 |
| — — terres | 0 240 | 0 288 |
| Chlore | 9 408 | 11 289 |
| Chlorure de sodium | 15 500 | 18 600 |
| Acide sulfurique total | 2 907 | 3 488 |
| — préformé | 2 197 | 2 636 |
| — conjugué | 0 152 | 0 182 |
| Soufre incomplètement oxydé | 0 558 | 0 669 |
| Chaux | 0 409 | 0 476 |
| Magnésie | 0 135 | 0 202 |

*Première analyse.* — Coefficients de :

| | °/o |
|---|---|
| Déminéralisation. . . . . . . . . . | 39 8 |
| Résidu inorganique à azote total. . . . | 160 5 |
| Oxydation de l'azote. . . . . . . . | 74 5 |
| Acide phosphorique total à azote total. . | 13 5 |
| — — terreux à acide phosphorique total. . . . . . . . . | 14 2 |
| Acide phosphorique total au résidu inorganique. . . . . . . . . . . . | 13 4 |
| Chlore à azote total. . . . . . . . | 75 |
| — au résidu inorganique. . . . | 46 5 |
| Acidité apparente à azote total. . . . | 11 3 |
| — réelle — . . . . | 34 6 |
| — apparente à acidité réelle. . . | 33 |
| Matières ternaires aux matières organiques | 7 3 |
| Rapport de l'acide urique à l'urée. . . | 46 8 |
| Acide sulfurique total à l'azote. . . . | 23 |
| — — conjugué à acide sulfurique total.. . . . . . . . . . . | 5 2 |
| Oxydation du soufre. . . . . . . . | 81 |
| Chaux à l'azote total. . . . . . . . | 3 32 |
| Magnésie — . . . . . . . . | 1 03 |

*Deuxième analyse* (13 *mai* 1901).

| | |
|---|---|
| Volume en 24 heures. . . . | 1 750$^{cc}$ |
| Coloration. . . . . . . . | paille |
| Réaction. . . . . . . . . | acide |
| Densité. . . . . . . . . | 1 023 |

| | LITRE | 24 HEURES |
|---|---|---|
| Albumine. . . . . . . . | 0 | 0 |
| Glucose. . . . . . . . . | 0 | 0 |

| DEUXIÈME ANALYSE | LITRE | 24 HEURES |
|---|---|---|
| | gr. | gr. |
| Acidité apparente | 2 034 | 3 569 |
| — réelle | 5 198 | 9 096 |
| | gr. | gr. |
| Résidu organique | 26 535 | 46 436 |
| — inorganique | 14 500 | 25 375 |
| — total | 41 035 | 71 811 |
| | gr. | gr. |
| Urée | 17 454 | 30 544 |
| Acide urique | 0 470 | 0 822 |
| Azote total | 9 563 | 16 735 |
| — de l'urée | 8 119 | 14 208 |
| — incomplètement oxydé | 1 144 | 2 002 |
| Matières azotées incomplètement oxydées | 2 467 | 4 317 |
| Matières ternaires | 6 154 | 10 769 |
| | gr. | gr. |
| Acide phosphorique total | 1 900 | 3 225 |
| — combiné aux alcalis | 1 200 | 2 000 |
| — — terres | 0 700 | 1 225 |
| Chlore | 6 070 | 10 622 |
| Chlorure de sodium | 10 000 | 17 500 |
| Acide sulfurique total | 2 188 | 3 829 |
| — préformé | 1 753 | 3 068 |
| — conjugué | 0 102 | 0 178 |
| Soufre incomplètement oxydé | 0 333 | 0 583 |
| Chaux | 0 290 | 0 507 |
| Magnésie | 0 124 | 0 217 |

*Deuxième analyse.* — Coefficients de :

| | °/o |
|---|---|
| Déminéralisation. . . . . . . . . | 35 3 |
| Résidu inorganique à azote total. . . | 151 6 |
| Oxydation de l'azote. . . . . . . . | 74 4 |
| Acide phosphorique total à azote total. . | 19 8 |
| — — terreux à acide phosphorique total. . . . . . . . . | 36 7 |
| Acide phosphorique total au résidu inorganique. . . . . . . . . . . | 13 1 |
| Chlore à azote total. . . . . . . . | 63 4 |
| — au résidu inorganique. . . . | 41 8 |
| Acidité apparente à l'azote total. . . . | 21 2 |
| — réelle — . . . . . . | 54 3 |
| — apparente à l'acidité réelle. . . | 39 1 |
| Matières ternaires aux matières organiques | 23 2 |
| Rapport de l'acide urique à l'urée. . . | 37 |
| Acide sulfurique total à l'azote. . . . | 23 |
| — — conjugué à acide sulfurique total. . . . . . . . . . | 4 66 |
| Oxydation du soufre. . . . . . . . | 85 |
| Chaux à l'azote total. . . . . . . . | 3 03 |
| Magnésie — . . . . . . . . . | 1 03 |

## OBSERVATION VII (personnelle)

A. B..., ménagère, 32 ans, entre à la Pitié, salle Valleix, n° 2, le 3 mai 1901.

*Antécédents personnels.* — Anémie dans l'adolescence ; fièvre typhoïde à 22 ans, depuis, à part quelques atteintes rhumatismales, santé bonne.

*État actuel.* — Taille $1^{m},57$, poids 51 kilogrammes.

Tempérament nerveux ; amaigissement, état général médiocre.

Il y a 22 mois chancre infectant : traitement institué aussitôt et régulièrement suivi.

Depuis 15 jours, douleurs ostéocopes violentes ; phlébite au membre inférieur gauche ; périphlébite très nette au membre supérieur et inférieur droit : la veine roule sous le doigt, dure et rigide, mais sans gonflement du membre comme on l'observait très nettement dans la phlébite.

A la jambe gauche, ulcération ; dimension d'une pièce de 2 francs, au niveau du tiers moyen et à la face antérieure, le long de la crête tibiale.

Plaques papulo-érosives vaginales et buccales.

Traitement institué : injections de biiodure pendant 25 jours. La malade s'améliore, la phlébite diminue, mais mécontente de tout ce qui l'entoure, elle quitte l'hôpital, le 28 mai, dès qu'elle peut marcher.

Analyse a été faite le 6 mai.

*Analyse* (6 *mai* 1901).

| | |
|---|---|
| Volume en 24 heures. . . . | 1 750$^{cc}$ |
| Coloration. . . . . . . . | paille foncée |
| Réaction. . . . . . . . . | acide |
| Densité. . . . . . . . . | 1 025 |

| | LITRE<br>— | 24 HEURES<br>— |
|---|---|---|
| Albumine. . . . . . . . | 0 | 0 |
| Glucose. . . . . . . . | 0 | 0 |

| ANALYSE DU 6 MAI 1901 | LITRE | 24 HEURES |
|---|---|---|
| | gr. | gr. |
| Acidité apparente. . . . . . . . . | 2 486 | 4 370 |
| — réelle. . . . . . . . . | 5 424 | 9 492 |
| | gr. | gr. |
| Résidu organique. . . . . . . . . | 28 164 | 50 287 |
| — inorganique. . . . . . . | 14 500 | 25 375 |
| — total. . . . . . . . . | 42 664 | 75 662 |
| | gr. | gr. |
| Urée. . . . . . . . . . . . . | 16 266 | 29 665 |
| Acide urique. . . . . . . . . . | 0 380 | 0 665 |
| Azote total. . . . . . . . . . | 9 125 | 15 968 |
| — de l'urée. . . . . . . . . | 7 566 | 13 240 |
| — incomplètement oxydé. . . . | 1 559 | 2 728 |
| Matières azotées incomplètement oxydées | 3 580 | 6 265 |
| Matières ternaires. . . . . . . . . | 7 938 | 13 791 |
| | gr. | gr. |
| Acide phosphorique total. . . . . . | 2 030 | 3 552 |
| — combiné aux alcalis. | 1 620 | 2 835 |
| — — terres. | 0 410 | 0 717 |
| Chlore. . . . . . . . . . . . | 6 070 | 10 562 |
| Chlorure de sodium. . . . . . . . | 10 000 | 17 500 |
| Acide sulfurique total. . . . . . . | 2 518 | 4 396 |
| — préformé. . . . . | 2 120 | 3 710 |
| — conjugué. . . . . | 0 156 | 0 273 |
| Soufre incomplètement oxydé. . . . | 0 262 | 0 423 |
| Chaux. . . . . . . . . . . . | 0 139 | 0 243 |
| Magnésie. . . . . . . . . . . | 0 221 | 0 387 |

*Analyse du 6 mai 1901.* — Coefficients de :

| | °/° |
|---|---|
| Déminéralisation. . . . . . . . . | 34 |
| Résidu inorganique à l'azote total. . . | 159 |
| Oxydation de l'azote. . . . . . . | 83 |
| Acide phosphorique total à l'azote total. | 22 2 |
| — — terreux à acide phosphorique total. . . . . . . . . | 20 2 |
| Acide phosphorique total au résidu inorganique. . . . . . . . . . . | 14 |
| Chlore à l'azote total. . . . . . . | 66 5 |
| — au résidu inorganique. . . . | 42 |
| Acidité apparente à l'azote total. . . . | 27 2 |
| — réelle — . . . . . | 59 5 |
| — apparente à acidité réelle. . . | 46 |
| Matières ternaires aux matières organiques | 28 |
| Rapport de l'acide urique à l'urée. . . | 43 |
| Acide sulfurique total à l'azote. . . . | 27 |
| — — conjugué à acide sulfurique total. . . . . . . . . . | 6 19 |
| Oxydation du soufre. . . . . . . . . | 90 |
| Chaux à azote total. . . . . . . . . | 1 52 |
| Magnésie — . . . . . . . . | 2 31 |

Observation VIII (personnelle)

P. S..., jardinier, 44 ans, entré à l'hôpital Ricord, salle, 9 n° 29, le 8 mai 1901.

*Antécédents héréditaires et personnels*, — Bons, marié, père de 2 enfants en excellente santé. Sciatique et léger rhumatisme il y a dix ans.

Constitution bonne, taille $1^m,64$, poids 69 kilogrammes.

Il y a 5 mois, chancres sur la verge et le scrotum, n'a suivi aucun traitement.

Depuis 20 jours grande fatigue générale; roséole confluente sur le tronc. Plaques papulo-érosives du scrotum et au pourtour de l'anus.

Plaques buccales et pharyngées, fumeur.

*Analyse des urines le 13 mai.*

Part après 3 semaines de traitement.

*Analyse* (13 *mai* 1901).

| | |
|---|---|
| Volume en 24 heures. . . . | 1 500cc |
| Coloration. . . . . . . | ambrée légèrement foncée |
| Réaction. . . . . . . . | acide |
| Densité. . . . . . . . | 1 032 |

| | LITRE | 24 HEURES |
|---|---|---|
| | — | — |
| Albumine et Glucose. . . . . | 0 | 0 |

| ANALYSE DU 13 MAI 1901 | LITRE | 24 HEURES |
|---|---|---|
| | gr. | gr. |
| Acidité apparente. | 2 712 | 4 068 |
| — réelle. | 6 328 | 9 492 |
| | gr. | gr. |
| Résidu organique. | 39 015 | 58 522 |
| — inorganique. | 17 800 | 26 700 |
| — total.. | 56 815 | 85 222 |
| | gr. | gr. |
| Urée.. | 22 510 | 33 765 |
| Acide urique. | 0 290 | 0 435 |
| Azote total. | 12 266 | 18 399 |
| — de l'urée.. | 10 470 | 15 705 |
| — incomplètement oxydé. | 1 796 | 2 694 |
| Matières azotées incomplètement oxydées | 4 250 | 6 375 |
| Matières ternaires. | 11 965 | 17 947 |
| | gr. | gr. |
| Acide phosphorique total.. | 2 120 | 3 180 |
| — combiné aux alcalis. | 1 740 | 2 610 |
| — — terres. | 0 380 | 0 570 |
| Chlore. | 7 891 | 11 836 |
| Chlorure de sodium. | 13 000 | 18 500 |
| Acide sulfurique total.. | 3 049 | 4 574 |
| — préformé. | 2 475 | 3 712 |
| — conjugué. | 0 177 | 0 266 |
| Soufre incomplètement oxydé. | 0 397 | 0 596 |
| Chaux. | 0 419 | 0 629 |
| Magnésie. | 0 192 | 0 288 |

*Analyse du* 13 *mai* 1901. — Coefficients de :

| | °/° |
|---|---|
| Déminéralisation | 31 3 |
| Du résidu inorganique à l'azote total | 145 1 |
| Oxydation de l'azote | 85 3 |
| Acide phosphorique total à l'azote total | 17 3 |
| — — terreux à l'acide phosphorique total | 17 9 |
| Acide phosphorique total au résidu inorganique | 12 |
| Chlore à l'azote total | 64 3 |
| — au résidu inorganique | 44 4 |
| Acidité apparente à l'azote total | 22 1 |
| — réelle — — | 51 6 |
| — apparente à l'acidité réelle | 42 9 |
| Matières ternaires aux matières organiques | 30 8 |
| Rapport de l'acide urique à l'urée | 77 6 |
| Acide sulfurique total à l'azote | 25 |
| — — conjugué à l'acide sulfurique total | 5 8 |
| Oxydation du soufre | 87 |
| Chaux à azote total | 3 41 |
| Magnésie — | 2 35 |

Observation IX (personnelle)

E. D..., fondeur en métaux, entré à la Pitié salle Piorry, n° 42 *bis*, le 18 mai 1901.

*Antécédents héréditaires et personnels.* — Bons, 2 frères et une sœur bien portants.

Constitution moyenne, taille 1m,69, poids 57 kilogrammes.

*État actuel.* — Chancre datant de 2 ans 1/2. Cicatrice encore visible à la face interne du prépuce. N'a pas suivi de traitement au début. Successivement il a vu éclater une roséole, la chute des cheveux et des plaques qu'il a fait cautériser à Saint-Louis.

Depuis 15 jours, il est porteur sur les membres, le tronc et le visage d'une poussée de larges papules humides, confluentes par place et très rouges.

*Analyse faite le 20 mai.*

Le malade accuse une certaine faiblesse. Traitement, injection d'huile grise.

Au bout de 15 jours, se trouvant mieux, il demande à sortir, promettant de continuer le traitement.

*Analyse* (20 *mai* 1901).

| | | |
|---|---|---|
| Volume en 24 heures. . . . | 1 700cc | |
| Coloration. . . . . . . . | paille | |
| Réaction. . . . . . . . . | acide | |
| Densité. . . . . . . . . | 1 016 | |
| | LITRE — | 24 HEURES — |
| Albumine et Glucose. . . . | 0 | 0 |

| ANALYSE DU 20 MAI 1901 | LITRE | 24 HEURES |
|---|---|---|
| | gr. | gr. |
| Acidité apparente. . . . . . . . . | 2 260 | 3 842 |
| — réelle. . . . . . . . . . | 4 068 | 6 915 |
| | gr. | gr. |
| Résidu organique. . . . . . . . . | 16 231 | 27 593 |
| — inorganique. . . . . . . . | 11 300 | 19 210 |
| — total. . . . . . . . . . | 27 531 | 46 803 |
| | gr. | gr. |
| Urée. . . . . . . . . . . . . | 11 126 | 18 914 |
| Acide urique. . . . . . . . . . | 0 080 | 0 136 |
| Azote total. . . . . . . . . . | 5 529 | 9 399 |
| — de l'urée. . . . . . . . . | 5 175 | 8 797 |
| — incomplètement oxydé. . . . | 0 254 | 0 432 |
| Matières azotées incomplètement oxydées | 0 567 | 0 964 |
| Matières ternaires. . . . . . . . | 4 538 | 7 714 |
| | gr. | gr. |
| Acide phosphorique total. . . . . . . | 2 450 | 4 165 |
| — combiné aux alcalis. | 1 960 | 3 332 |
| — — terres. | 0 490 | 0 833 |
| Chlore. . . . . . . . . . . . | 3 824 | 6 501 |
| Chlorure de sodium. . . . . . . . | 6 300 | 10 710 |
| Acide sulfurique total. . . . . . . | 1 436 | 2 441 |
| — préformé. . . . . | 1 174 | 1 996 |
| — conjugué. . . . . | 0 101 | 0 172 |
| Soufre incomplètement oxydé. . . . | 0 161 | 0 274 |
| Chaux. . . . . . . . . . . . | 0 550 | 0 935 |
| Magnésie. . . . . . . . . . . | 0 461 | 0 783 |

*Analyse du* 20 *mai* 1901. — Coefficients de :

| | °/° |
|---|---|
| Déminéralisation. . . . . . . . . | 41 |
| Résidu inorganique à l'azote total. . . | 204 |
| Oxydation de l'azote. . . . . . . . | 93 5 |
| Acide phosphorique total à l'azote total. . | 44 3 |
| — — terreux à acide phosphorique total. . . . . . . . | 20 |
| Acide phosphorique total au résidu inorganique. . . . . . . . . . . | 21 7 |
| Chlore à l'azote total. . . . . . . | 69 2 |
| — au résidu inorganique. . . . | 36 |
| Acidité apparente à l'azote total. . . . | 40 9 |
| — réelle — — . . . . | 73 5 |
| — apparente à l'acidité réelle. . . | 55 5 |
| Matières ternaires aux matières organiques | 27 8 |
| Rapport de l'acide urique à l'urée. . . | 139 |
| Acide sulfurique total à l'azote. . . . | 42 |
| — — conjugué à l'acide sulfurique total. . . . . . . . . | 4 39 |
| Oxydation du soufre. . . . . . . . | 55 |
| Chaux à azote total.. . . . . . . . | 9 95 |
| Magnésie — . . . . . . . . | 8 36 |

Observation X (personnelle)

E. M..., employé de commerce, 32 ans, entré le 5 juin 1901 à la Pitié, salle Serres, n° 31.

*Antécédents héréditaires.* — Parents bien portants ainsi que frères.

*Antécédents personnels.* — Grippe légère en 1897. Marié, père d'une fille âgée de 4 ans, bien portante.

*État actuel.* — Constitution forte ; taille 1m,81 ; poids 87 kilogrammes.

Entre dans le service pour cause de malaise et courbature, se plaignant d'un point de côté attribué à un refroidissement. En l'examinant, on aperçoit une roséole discrète, et le malade fait lui-même remarquer que ses cheveux s'éclaircissent depuis quelques jours.

On découvre, en outre, une cicatrice de chancre presque entièrement guéri, remontant à un mois environ, et auquel le malade n'attachait pas d'importance.

Fumeur, il présente, aussi, des plaques buccales et pharyngées.

*Traitement.* — Pilules au biiodure. Après 3 semaines le malade rentre chez lui. Nous ne l'avons pas revu depuis.

*Analyse* (*7 juin* 1901).

| | | |
|---|---|---|
| Volume en 24 heures | 1 750cc | |
| Coloration | ambrée | |
| Réaction | acide | |
| Densité | 1 021 | |
| | LITRE | 24 HEURES |
| Albumine et Glucose | 0 | 0 |

| ANALYSE DU 7 JUIN 1901 | LITRE | 24 HEURES |
|---|---|---|
| | gr. | gr. |
| Acidité apparente | 1 582 | 2 768 |
| — réelle | 4 520 | 7 910 |
| | gr. | gr. |
| Résidu organique | 20 556 | 35 973 |
| — inorganique | 16 200 | 28 350 |
| — total | 36 756 | 64 323 |
| | gr. | gr. |
| Urée | 12 749 | 22 310 |
| Acide urique | 0 260 | 0 455 |
| Azote total | 7 566 | 13 240 |
| — de l'urée | 5 930 | 10 377 |
| — incomplètement oxydé | 1 636 | 2 963 |
| Matières azotées incomplètement oxydées | 3 872 | 6 776 |
| Matières ternaires | 4 775 | 8 355 |
| | gr. | gr. |
| Acide phosphorique total | 1 750 | 3 062 |
| — combiné aux alcalis | 1 350 | 2 362 |
| — — terres | 0 400 | 0 700 |
| Chlore | 7 416 | 12 978 |
| Chlorure de sodium | 12 300 | 21 525 |
| Acide sulfurique total | 1 470 | 2 572 |
| — préformé | 1 073 | 1 878 |
| — conjugué | 0 101 | 0 177 |
| Soufre incomplètement oxydé | 0 296 | 0 518 |
| Chaux | 0 702 | 0 228 |
| Magnésie | 0 156 | 0 273 |

*Analyse du 7 juin 1901.* — Coefficients de :

| | °/° |
|---|---|
| Déminéralisation. . . . . . . . . | 44 |
| Du résidu inorganique à l'azote total. . . | 211 |
| Oxydation de l'azote. . . . . . . . | 78 |
| Acide phosphorique total à l'azote total. . . | 23 |
| — — terreux à l'acide phosphorique total. . . . . . . . . | 22 8 |
| Acide phosphorique total au résidu inorganique. . . . . . . . . . . | 10 8 |
| Chlore à l'azote total. . . . . . . . | 98 |
| — au résidu inorganique. . . . | 45 8 |
| Acidité apparente à l'azote total. . . . | 20 9 |
| — réelle — — . . . . . | 59 7 |
| — apparente à l'acidité réelle. . . | 35 |
| Matières ternaires aux matières organiques | 23 2 |
| Rapport de l'acide urique à l'urée. . . . | 49 |
| Acide sulfurique total à l'azote. . . . | 19 4 |
| — — conjugué à l'acide sulfurique total. . . . . . . . . . | 6 87 |
| Oxydation du soufre. . . . . . . . | 80 |
| Chaux à azote total. . . . . . . . | 9 28 |
| Magnésie — . . . . . . . . . | 2 07 |

## OBSERVATION XI (personnelle)

A. P..., tourneur en cuivre, 36 ans, entré à la Pitié, salle Piorry, n° 48, le 2 juillet 1901.

Constitution moyenne, taille 1m, 59, poids 61 kilogrammes.

Accident initial remonte à 21 mois, et fut traité durant plusieurs semaines à l'hôpital Ricord.

Avec des céphalalgies violentes avec tremblement des membres (nerveux et alcoolique).

Des plaques buccales rebelles l'ont décidé à cesser de fumer.

*Le 3 juillet,* nous notons que depuis 3 semaines il existe des placards papuleux humides au niveau du scrotum et de l'anus. Quelques groupes papuleux à la région lombaire.

Peu d'éléments au visage et sur les membres.

A noter de la périphlébite très nette au niveau des membres supérieurs.

*Traitement institué.* — Injections d'huile grise.

*Analyse* (*3 juillet* 1901).

| | | |
|---|---|---|
| Volume en 24 heures. . . . | 2 750cc | |
| Coloration. . . . . . . . | paille | |
| Réaction. . . . . . . . . | acide | |
| Densité. . . . . . . . . . | 1 013 | |
| | LITRE | 24 HEURES |
| Albumine et Glucose. . . . | 0 | 0 |

| ANALYSE DU 3 JUILLET 1901 | LITRE | 24 HEURES |
|---|---|---|
| | gr. | gr. |
| Acidité apparente. . . . . . . . . | 1 808 | 4 872 |
| — réelle. . . . . . . . . . | 3 842 | 10 565 |
| | gr. | gr. |
| Résidu organique. . . . . . . . . | 14 766 | 40 606 |
| — inorganique. . . . . . . | 11 100 | 30 525 |
| — total. . . . . . . . . . | 25 866 | 72 131 |
| | gr. | gr. |
| Urée. . . . . . . . . . . . . | 9 273 | 25 500 |
| Acide urique. . . . . . . . . . | 0 070 | 0 192 |
| Azote total. . . . . . . . . . . | 5 137 | 14 127 |
| — de l'urée. . . . . . . . . | 4 313 | 11 861 |
| — incomplètement oxydé. . . . | 0 824 | 2 266 |
| Matières azotées incomplètement oxydées | 2 002 | 5 505 |
| Matières ternaires. . . . . . . . . | 3 421 | 9 308 |
| | gr. | gr. |
| Acide phosphorique total. . . . . . . | 1 400 | 3 850 |
| — combiné aux alcalis. | 0 500 | 1 375 |
| — — terres. | 0 900 | 2 475 |
| Chlore. . . . . . . . . . . . . | 4 856 | 13 354 |
| Chlorure de sodium. . . . . . . . | 8 000 | 22 000 |
| Acide sulfurique total. . . . . . . | 1 647 | 4 519 |
| — préformé. . . . . | 0 997 | 2 642 |
| — conjugué. . . . . | 0 008 | 0 022 |
| Soufre incomplètement oxydé. . . . | 0 642 | 1 765 |
| Chaux. . . . . . . . . . . . . | 0 653 | 0 697 |
| Magnésie. . . . . . . . . . . . | 0 136 | 0 374 |

*Analyse du 3 juillet* 1901. — Coefficients de :

| | % |
|---|---|
| Déminéralisation. . . . . . . . . . | 57 |
| Résidu inorganique à azote total. . . . . | 287 |
| Oxydation de l'azote. . . . . . . . | 84 |
| Acide phosphorique total à azote total. . | 27 |
| — — terreux à acide phosphorique total. . . . . . . . . | 64 3 |
| Acide phosphorique total au résidu inorganique. . . . . . . . . . . . | 12 6 |
| Chlore à l'azote. . . . . . . . . . | 94 5 |
| — au résidu inorganique. . . . . . | 44 |
| Acidité apparente à l'azote total. . . . | 35 |
| — réelle — — . . . . | 75 |
| — apparente à acidité réelle. . . . . | 47 |
| Matières ternaires aux matières organiques | 23 |
| Rapport de l'acide urique à l'urée. . . | 1/133 |
| Acide sulfurique total à l'azote total. . . | 32 |
| — — conjugué à l'acide sulfurique total. . . . . . . . . . | 0 49 |
| Oxydation du soufre. . . . . . . . | 61 |
| Chaux à l'azote total. . . . . . . . | 12 71 |
| Magnésie — . . . . . . . . | 7 20 |

## Observation XII (personnelle)

X..., brunisseuse, 18 ans 1/2, entre à la Pitié, salle Valleix, n° 18, le 12 juillet 1901.

*Antécédents héréditaires.* — Parents vivants et bien portants, 2 frères en bonne santé.

*Antécédents personnels.* — Pas de maladies antérieures sauf léger degré d'anémie pendant l'adolescence.

Menstruation irrégulière ; leucorrhée.

*État actuel.* — De constitution moyenne ; taille $1^m,51$, poids 54 kilogrammes.

Accident vulvaire initial remonte à 18 mois. Pas de traitement au début.

*Le 24 juillet,* pâle, fatiguée, présente au cou une syphilide pigmentaire en voie d'effacement.

Sur la région lombaire et les avant-bras lésions papulo-crustacées discrètes.

Plaques papulo-érosives vaginales, buccales et pharyngées.

*Traitement.* — Injections de biiodure d'hydrargyre. La malade reste en traitement jusqu'à la fin du mois d'août.

*Analyse* (12 *juillet* 1901).

| | | |
|---|---|---|
| Volume en 24 heures. . . . | 1 300cc | |
| Coloration. . . . . . . . | paille foncée peu limpide | |
| Réaction. . . . . . . . . | acide | |
| Densité. . . . . . . . . | 1 009 | |
| | LITRE | 24 HEURES |
| Albumine et Glucose. . . . | 0 | 0 |

| ANALYSE DU 13 JUILLET 1901 | LITRE | 24 HEURES |
|---|---|---|
| Acidité apparente | gr. 2 486 | gr. 3 232 |
| — réelle | 6 780 | 8 814 |
| Résidu organique | gr. 26 655 | gr. 34 651 |
| — inorganique | 14 800 | 19 240 |
| — total | 40 455 | 52 391 |
| Urée | gr. 18 471 | gr. 24 012 |
| Acide urique | 0 000 | 0 000 |
| Azote total | 10 532 | 13 692 |
| — de l'urée | 8 591 | 11 168 |
| — incomplètement oxydé | 1 941 | 2 523 |
| Matières azotées incomplètement oxydées | 4 852 | 6 307 |
| Matières ternaires | 3 332 | 4 331 |
| Acide phosphorique total | gr. 2 350 | gr. 3 055 |
| — combiné aux alcalis | 1 260 | 1 638 |
| — — terres | 1 090 | 1 417 |
| Chlore | 5 342 | 6 945 |
| Chlorure de sodium | 8 800 | 11 440 |
| Acide sulfurique total | 2 323 | 3 010 |
| — préformé | 2 080 | 2 704 |
| — conjugué | 0 097 | 0 126 |
| Soufre incomplètement oxydé | 0 146 | 0 190 |
| Chaux | 0 283 | 0 368 |
| Magnésie | 0 167 | 0 217 |

*Analyse du* 13 *juillet* 1901. — Coefficients de :

| | °/o |
|---|---|
| Déminéralisation. . . . . . . . . . | 36 5 |
| Résidu inorganique à l'azote. . . . . | 140 |
| Oxydation de l'azote. . . . . . . | 81 5 |
| Acide phosphorique total à l'azote total. . | 21 3 |
| — — terreux à acide phosphorique total. . . . . . . . | 46 3 |
| Acide phosphorique total au résidu inorganique. . . . . . . . . . . | 15 9 |
| Chlore à l'azote. . . . . . . . . . | 50 7 |
| — au résidu inorganique.. . . . | 36 |
| Acidité apparente à l'azote total. . . . | 23 6 |
| — réelle — — . . . . . | 64 4 |
| — apparente à acidité réelle.. . . | 36 6 |
| Matières ternaires aux matières organiques | 12 5 |
| Rapport de l'acide urique à l'urée.. . . | 0 |
| Acide sulfurique total à l'azote.. . . . | 22 |
| — — conjugué à acide sulfurique total. . . . . . . . . . | 4 17 |
| Oxydation du soufre. . . . . . . . | 94 |
| Chaux à azote. . . . . . . . . . | 2 7 |
| Magnésie à azote. . . . . . . . . | 1 6 |

### Observation XIII (personnelle)

V. T..., ménagère, 48 ans, entre à la Pitié, salle Valleix, n° 6, le 17 avril 1901.

*Antécédents personnels.* — Mariée ; pas de fausses couches, mère de 3 enfants bien portants, dont le plus jeune est âgé de 11 ans.

*État actuel.* — Grosse ; taille 1m,57, poids 75 kilogrammes.

Teint plombé, facies usé et fatigué.

Syphilis ignorée et niée.

Manifestations primaires et secondaires ont passé inaperçues.

En ce moment on n'observe aucun indice sur la peau et les muqueuses. Mais la crête tibiale, à gauche surtout, est élargie.

Foie débordant, volumineux ; nodules nombreux et irréguliers.

Urines rares, foncées ; pigments biliaires.

*Traitement.* — Injections de biiodure hydrargyrique. La malade quitte le service ne voulant pas subir le régime lacté.

*Analyse* (18 *avril* 1901).

| | |
|---|---|
| Volume en 24 heures. . | 580^cc^ |
| Coloration. . . . . . | ambrée très foncée peu limpide |
| Réaction. . . . . . | acide |
| Densité. . . . . . . | 1 013 |

| | LITRE | 24 HEURES |
|---|---|---|
| | — | — |
| Albumine. . . . . . . . | 0 | 0 |
| Glucose. . . . . . . . | 0 | 0 |

| ANALYSE DU 18 AVRIL 1901 | LITRE | 24 HEURES |
|---|---|---|
| | gr. | gr. |
| Acidité apparente | 1 450 | 0 841 |
| — réelle | 4 350 | 2 523 |
| | gr. | gr. |
| Résidu organique | 22 023 | 12 773 |
| — inorganique | 5 200 | 3 016 |
| — total | 27 223 | 15 789 |
| | gr. | gr. |
| Urée | 13 529 | 7 846 |
| Acide urique | 0 140 | 0 081 |
| Azote total | 8 496 | 5 047 |
| — de l'urée | 6 293 | 3 649 |
| — incomplètement oxydé | 2 203 | 1 277 |
| Matières azotées incomplètement oxydées | 5 390 | 3 126 |
| Matières ternaires | 2 964 | 1 719 |
| | gr. | gr. |
| Acide phosphorique total | 1 410 | 0 818 |
| — combiné aux alcalis | 1 200 | 0 696 |
| — — terres | 0 210 | 0 122 |
| Chlore | 1 699 | 0 985 |
| Chlorure de sodium | 2 800 | 1 624 |
| Acide sulfurique total | 1 284 | 0 745 |
| — préformé | 0 840 | 0 487 |
| — conjugué | 0 100 | 0 058 |
| Soufre incomplètement oxydé | 0 434 | 0 252 |
| Chaux | 0 126 | 0 073 |
| Magnésie | 0 075 | 0 043 |

*Analyse du* 18 *avril* 1901. — Coefficients de :

| | % |
|---|---|
| Déminéralisation | 19 |
| Résidu inorganique à l'azote total | 61 |
| Oxydation de l'azote | 74 |
| Acide phosphorique total à l'azote total | 16 5 |
| — — terreux à acide phosphorique total | 15 |
| Acide phosphorique total au résidu inorganique | 27 |
| Chlore à azote total | 20 |
| — au résidu inorganique | 32 7 |
| — apparente à l'azote total | 17 |
| — réelle — — | 51 |
| Acidité apparente à l'acidité réelle | 33 |
| Matières ternaires aux matières organiques | 13 5 |
| Rapport de l'acide urique à l'urée | 96 6 |
| Acide sulfurique total à l'azote | 15 |
| — — conjugué à acide sulfurique total | 7 78 |
| Oxydation du soufre | 66 |
| Chaux à l'azote | 1 5 |
| Magnésie à l'azote | 0 9 |

## Observation XIV (personnelle)

G. T..., tapissier, 43 ans, vu à la consultation externe de la Pitié, le 20 avril 1901.

*Antécédents personnels.* — Bonne santé antérieure marié, père de 2 enfants bien portants.

Constitution médiocre ; taille 1$^{m}$,60, poids 57 kilogrammes.

Syphilis remonte à 11 ans ; traité à Saint-Louis très sérieusement à cette époque. Premières manifestations peu intenses d'ailleurs. Pendant 7 ans accalmie complète.

Il y a 4 ans, poussée sur les membres et le visage ; traité à la Rochefoucault par M. Brocq. Fumeur, a dû interrompre à cette époque l'usage du tabac à cause des nombreuses plaques buccales.

Il y a 2 ans nouvelle poussée qui fut rapidement arrêtée. Depuis 5 mois reprise.

Le 20 avril, en traitement déjà depuis 20 jours (3 injections d'huile grise) ; très amaigri, mais les forces reviennent et la santé générale s'améliore.

Cette fois, la poussée s'était encore localisée au visage, principalement au front et aux pommettes, sous forme d'éléments papulo-squameux.

Sur le front une périostose en voie de régression.

Le malade qui a repris l'habitude de fumer présente des plaques sur le bord libre de la langue : celle-ci n'est ni hypertrophiée ni leucoplasiée.

*Analyse* (22 *avril* 1901).

| | |
|---|---|
| Volume en 24 heures. . . . | 1.500$^{cc}$ |
| Coloration. . . . . . . . | ambrée limpide |
| Réaction. . . . . . . . . | acide |
| Densité. . . . . . . . . | 1011 |

| | LITRE | 24 HEURES |
|---|---|---|
| Albumine. . . . . . . . | 0 | 0 |
| Glucose. . . . . . . . . | 0 | 0 |

| ANALYSE DU 22 AVRIL 1901 | LITRE | 24 HEURES |
|---|---|---|
| | gr. | gr. |
| Acidité apparente. . . . . . . . . | 1 015 | 1 522 |
| — réelle. . . . . . . . . . | 3 190 | 4 785 |
| | gr. | gr. |
| Résidu organique. . . . . . . . . | 16 180 | 24 270 |
| — inorganique. . . . . . . | 6 400 | 9 600 |
| — total. . . . . . . . . . | 22 580 | 33 870 |
| | gr. | gr. |
| Urée. . . . . . . . . . . . . . | 5 409 | 8 114 |
| Acide urique. . . . . . . . . . | 0 020 | 0 030 |
| Azote total. . . . . . . . . . . | 3 000 | 4 500 |
| — de l'urée. . . . . . . . . . | 2 516 | 3 764 |
| — incomplètement oxydé.. . . . | 0 484 | 0 726 |
| Matières azotées incomplètement oxydées | 1 227 | 1 840 |
| Matières ternaires. . . . . . . . . | 9 404 | 14 106 |
| | gr. | gr. |
| Acide phosphorique total. . . . . . . | 1 220 | 1 830 |
| — combiné aux alcalis. | 0 820 | 1 230 |
| — — terres. | 0 400 | 0 600 |
| Chlore. . . . . . . . . . . . | 2 185 | 3 277 |
| Chlorure de sodium. . . . . . . | 3 600 | 5 400 |
| Acide sulfurique total. . . . . . . | 1 360 | 2 040 |
| — préformé. . . . . | 0 934 | 1 401 |
| — conjugué. . . . . | 0 131 | 0 197 |
| Soufre incomplètement oxydé. . . . | 0 295 | 0 442 |
| Chaux. . . . . . . . . . . . | 0 147 | 0 220 |
| Magnésie. . . . . . . . . . . | 0 154 | 0 231 |

*Analyse du 22 avril* 1901. — Coefficients de :

| | % |
|---|---|
| Déminéralisation. . . . . . . . . . | 28 3 |
| Résidu inorganique à l'azote total. . . | 210 |
| Oxydation de l'azote. . . . . . . . | 84 |
| Acide phosphorique total à l'azote total. . | 40 5 |
| — — terreux à acide phosphorique total. . . . . . . . . | 7 |
| Acide phosphorique total au résidu inorganique. . . . . . . . . . . | 19 |
| Acidité apparente à l'azote total. . . . | 34 |
| — réelle — — . . . . . | 106 |
| — apparente à l'acidité réelle. . . | 31 |
| Chlore à l'azote total. . . . . . . . | 73 |
| — au résidu inorganique. . . . . | 34 |
| Matières ternaires aux matières organiques | 58 |
| Rapport de l'acide urique à l'urée. . . . | 1/270 |
| Acide sulfurique total à l'azote. . . . | 45 |
| — — conjugué à acide sulfurique total. . . . . . . . . . | 9 6 |
| Oxydation du soufre. . . . . . . . . | 78 |
| Chaux à l'azote. . . . . . . . . . | 4 89 |
| Magnésie à l'azote. . . . . . . . . | 5 10 |

## Observation XV (personnelle)

Le 3 mai 1901, J. D..., infirmière, 28 ans, quitte le service de M. Chauffard, à Cochin, après 5 semaines de traitement. Poids $58^{kgr}$,500.

Première analyse des urines faite à cette date.

*Antécédents héréditaires.* — Bons.

*Antécédents personnels.* — Aucune maladie antérieure.

Il y a 10 ans, en 1891, la malade était enceinte de 4 mois, quand éclatèrent des accidents secondaires : roséole, chute des cheveux ; plaques buccales et pharyngées.

Le chancre avait passé inaperçu.

La malade est soumise pendant 4 mois au sirop de Gibert, mais néanmoins, au 8e mois elle avorte d'un enfant mort et macéré.

Depuis elle aurait passé 9 ans sans manifestations, durant lesquels elle a présenté 3 grossesses.

La 1re en 1895 ; enfant né à terme, débile, meurt le 8e jour.

La 2e en 1898 ; fausse couche 4 mois 1/2.

La 3e en 1900 : enfant né à terme, mort le 8e jour.

La malade avait bien supporté ses grossesses, et sa santé s'était rétablie au point qu'elle se croyait guérie.

Au commencement de mars 1901, brusquement ont éclaté des accidents divers : céphalée nocturne, intolérable de 11 heures du soir à 1 heure du matin ; douleurs ostéocopes dans les jambes, tournement de tête, vertiges.

On note une légère diminution de l'acuité auditive.

L'examen cutané et des muqueuses a été négatif.

Traitement à Cochin durant 5 semaines : 22 injections de biiodure de mercure.

*Le 5 mai*, part pour le Vésinet en convalescence.

Nous voyons la malade le 25 mai, elle a gagné 2 kilogrammes, son poids est de $60^{kgr},500$.

*Le 2 juin*, elle entre à la Pitié, salle Valleix, n° 35, reprise de céphalée nocturne, courbaturée : affaiblie ; le facies est pâle : l'état général médiocre.

Examen cutané et des muqueuses encore négatif.

*Le 3 juin*, deuxième examen des urines, le poids retombe à 58 kilogrammes.

Le traitement est repris aussitôt pendant 1 mois et 1/2. La malade se rétablit lentement et lorsqu'elle part le 6 juillet, l'état général est un peu meilleur.

Le poids est remonté à $59^{kgr},500$.

La 3e analyse a été faite au moment du départ.

*Première analyse* (3 *mai* 1901).

| | |
|---|---|
| Volume en 24 heures. . . . . | $4\,000^{cc}$ |
| Coloration. . . . . . . . | paille limpide |
| Réaction. . . . . . . . | acide |
| Densité. . . . . . . . . | 1 010 |

| | LITRE | 24 HEURES |
|---|---|---|
| Albumine et Glucose. . . . | 0 | 0 |

| PREMIÈRE ANALYSE | LITRE | 24 HEURES |
|---|---|---|
| | gr. | gr. |
| Acidité apparente. . . . . . . . . | 0 904 | 3 616 |
| — réelle. . . . . . . . . . . | 2 260 | 9 040 |
| | gr. | gr. |
| Résidu organique. . . . . . . . . | 11 803 | 47 212 |
| — inorganique. . . . . . . . | 4 000 | 16 000 |
| — total. . . . . . . . . . . | 15 803 | 63 212 |
| | gr. | gr. |
| Urée. . . . . . . . . . . . . . | 5 332 | 21 328 |
| Acide urique. . . . . . . . . . | 0 000 | 0 000 |
| Azote total. . . . . . . . . . . | 3 126 | 12 504 |
| — de l'urée. . . . . . . . . . | 2 480 | 9 920 |
| — incomplètement oxydé.. . . . | 0 646 | 2 584 |
| Matières azotées incomplètement oxydées | 1 615 | 6 460 |
| Matières ternaires. . . . . . . . | 4 856 | 19 424 |
| | gr. | gr. |
| Acide phosphorique total.. . . . . | 0 710 | 2 840 |
| — combiné aux alcalis. | 0 610 | 2 440 |
| — — terres. | 0 100 | 0 400 |
| Chlore. . . . . . . . . . . . . | 1 700 | 6 798 |
| Chlorure de sodium. . . . . . . . | 2 800 | 11 200 |
| Acide sulfurique total.. . . . . . | 0 794 | 3 176 |
| — préformé. . . . . | 0 655 | 2 620 |
| — conjugué. . . . . | 0 051 | 0 204 |
| Soufre incomplètement oxydé. . . . | 0 088 | 0 352 |
| Chaux. . . . . . . . . . . . . | 0 847 | 3 282 |
| Magnésie. . . . . . . . . . . . | 0 225 | 0 900 |

*Première analyse.* — Coefficients de :

| | % |
|---|---|
| Déminéralisation. . . . . . . . . | 34 |
| Résidu inorganique à l'azote total. . . | 128 |
| Oxydation de l'azote. . . . . . . . | 79 3 |
| Acide phosphorique total à l'azote total. . | 22 7 |
| — — terreux à acide phosphorique total. . . . . . . . . | 14 |
| Acide phosphorique total au résidu inorganique. . . . . . . . . . | 18 |
| Chlore à azote total. . . . . . . . | 54 4 |
| — au résidu inorganique. . . . . | 42 5 |
| Acidité apparente à l'azote total. . . . | 29 |
| — réelle — — . . . . . | 72 |
| — apparente à acidité réelle. . . . | 40 |
| Matières ternaires aux matières organiques | 41 2 |
| Rapport de l'acide urique à l'urée. . . . | 0 |
| Acide sulfurique total à l'azote. . . . | 25 4 |
| — — conjugué à acide sulfurique total. . . . . . . . . . | 6 4 |
| Oxydation du soufre. . . . . . . . | 88 |
| Chaux à azote total. . . . . . . . . | 27 09 |
| Magnésie — . . . . . . . . | 7 20 |

*Deuxième analyse* (8 *juin* 1901).

| | |
|---|---|
| Volume des 24 heures. . . . | 2 250$^{cc}$ |
| Coloration. . . . . . . . | paille foncée peu limpide |
| Réaction. . . . . . . . . | acide |
| Densité. . . . . . . . . | 1 007 |

| | LITRE | 24 HEURES |
|---|---|---|
| Albumine. . . . . . . . | 0 | 0 |
| Glucose. . . . . . . . . | 0 | 0 |

| DEUXIÈME ANALYSE | LITRE | 24 HEURES |
|---|---|---|
| | gr. | gr. |
| Acidité apparente. . . . . . . . . . | 0 034 | 0 076 |
| — réelle. . . . . . . . . . | 0 158 | 0 355 |
| | gr. | gr. |
| Résidu organique. . . . . . . . . | 12 458 | 28 030 |
| — inorganique. . . . . . . . | 3 600 | 8 100 |
| — total. . . . . . . . . . | 16 058 | 36 130 |
| | gr. | gr. |
| Urée. . . . . . . . . . . . . | 7 724 | 17 379 |
| Acide urique. . . . . . . . . . | 0 100 | 0 250 |
| Azote total. . . . . . . . . . | 4 309 | 9 695 |
| — de l'urée. . . . . . . . . . | 3 595 | 8 084 |
| — incomplètement oxydé. . . . | 0 716 | 1 611 |
| Matières azotées incomplètement oxydées | 1 707 | 3 841 |
| Matières ternaires. . . . . . . . . | 3 927 | 6 586 |
| | gr. | gr. |
| Acide phosphorique total. . . . . . | 1 050 | 2 362 |
| — combiné aux alcalis. | 0 440 | 0 992 |
| — — terres. | 0 610 | 1 372 |
| Chlore. . . . . . . . . . . . | 1 214 | 2 731 |
| Chlorure de sodium. . . . . . . . | 2 000 | 4 550 |
| Acide sulfurique total. . . . . . . | 1 035 | 2 329 |
| — préformé. . . . . | 0 802 | 1 804 |
| — conjugué. . . . . | 0 051 | 0 115 |
| Soufre incomplètement oxydé. . . . | 0 182 | 0 409 |
| Chaux. . . . . . . . . . . . | 0 223 | 0 502 |
| Magnésie. . . . . . . . . . . | 0 157 | 0 354 |

*Deuxième analyse.* — Coefficients de :

| | °/° |
|---|---|
| Déminéralisation. . . . . . . . . . | 28 8 |
| Résidu inorganique à l'azote total. . . | 83 5 |
| Oxydation de l'azote. . . . . . . . | 83 |
| Acide phosphorique total à l'azote total. . | 24 3 |
| — — terreux à acide phosphorique total. . . . . . . . . . | 42 |
| Acide phosphorique total au résidu inorganique. . . . . . . . . . . | 29 |
| Chlore à l'azote total. . . . . . . . | 28 |
| — au résidu inorganique. . . . | 33 7 |
| Acidité apparente à l'azote total. . . | 0 8 |
| — réelle — . . | 3 7 |
| — apparente à l'acidité réelle. . . | 21 5 |
| Matières ternaires aux matières organiques | 23 5 |
| Rapport de l'acide urique à l'urée. . . | 77 |
| Acide sulfurique total à l'azote. . . . | 24 |
| — — conjugué à l'acide sulfurique total. . . . . . . . . . | 4 92 |
| Oxydation du soufre. . . . . . . | 82 4 |
| Chaux à l'azote total. . . . . . . | 5 18 |
| Magnésie — . . . . . . . . . | 3 67 |

*Troisième analyse* (3 *juillet* 1901).

| | |
|---|---|
| Volume en 24 heures. . . . | 2 000$^{cc}$ |
| Coloration. . . . . . . | ambrée très clair |
| Réaction. . . . . . . . | légèrement acide |
| Densité. . . . . . . . | 1 007 |

| | LITRE | 24 HEURES |
|---|---|---|
| Albumine. . . . . . . | 0 | 0 |
| Glucose. . . . . . . | 0 | |

| TROISIÈME ANALYSE | LITRE | 24 HEURES |
|---|---|---|
| | gr. | gr. |
| Acidité apparente. . . . . . . . . | 0 452 | 0 904 |
| — réelle. . . . . . . . . . | 1 808 | 3 616 |
| | gr. | gr. |
| Résidu organique. . . . . . . . . | 9 846 | 19 692 |
| — inorganique. . . . . . . | 4 600 | 9 200 |
| — total. . . . . . . . . . | 14 446 | 28 892 |
| | gr. | gr. |
| Urée. . . . . . . . . . . . . | 4 515 | 9 030 |
| Acide urique. . . . . . . . . | 0 040 | 0 080 |
| Azote total. . . . . . . . . . | 3 105 | 6 210 |
| — de l'urée. . . . . . . . . | 2 100 | 4 200 |
| — incomplètement oxydé. . . . | 1 005 | 2 010 |
| Matières azotées incomplètement oxydées | 2 480 | 4 960 |
| Matières ternaires. . . . . . . . | 2 811 | 5 622 |
| | gr. | gr. |
| Acide phosphorique total. . . . . . | 0 370 | 0 740 |
| — combiné aux alcalis. | 0 230 | 0 460 |
| — — terres. | 0 140 | 0 280 |
| Chlore. . . . . . . . . . . . | 1 214 | 2 428 |
| Chlorure de sodium. . . . . . . | 2 000 | 4 000 |
| Acide sulfurique total. . . . . . . | 0 895 | 1 790 |
| — préformé. . . . . | 0 392 | 0 784 |
| — conjugué. . . . . | 0 123 | 0 246 |
| Soufre incomplètement oxydé. . . . | 0 380 | 0 760 |
| Chaux. . . . . . . . . . . . | 0 065 | 0 130 |
| Magnésie. . . . . . . . . . . | 0 120 | 0 240 |

*Troisième analyse.* — Coefficients de :

| | % |
|---|---|
| Déminéralisation. . . . . . . . | 32 |
| Résidu inorganique à l'azote total. . . | 148 |
| Oxydation de l'azote. . . . . . . . | 68 |
| Acide phosphorique total à l'azote. . . | 12 |
| — — terreux à acide phosphorique total. . . . . . . . . | 38 |
| Acide phosphorique total au résidu inorganique. . . . . . . . . . . | 8 04 |
| Chlore à l'azote. . . . . . . . . . | 39 |
| Chlore au résidu inorganique. . . . . | 25 |
| Acidité apparente à l'azote total. . . | 14 5 |
| — réelle — . . . | 58 2 |
| — apparente à l'acidité réelle. . . | 25 |
| Matières ternaires aux matières organiques | 28 5 |
| Rapport de l'acide urique à l'urée. . . . | 1/113 |
| Acide sulfurique total à l'azote. . . . | 28 8 |
| — — conjugué à acide sulfurique total. . . . . . . . . . . | 13 7 |
| Oxydation du soufre. . . . . . . . | 57 5 |
| Chaux à l'azote total. . . . . . . . | 2 09 |
| Magnésie. . . . . . . . . . . . | 3 86 |

### Observation XVI (personnelle).

E. S.., journalier, 48 ans, entre à la Pitié, salle Piorry, le 18 mai 1901.

*Antécédents personnels.* — En général, bonne santé ; n'a jamais été arrêté dans son travail.

Légère bronchite depuis quelques hivers.

Célibataire — Constitution moyenne ; taille, $1^{m}$,63 ; poids, 58 kilogrammes.

Syphilis remonte à plus de 20 ans ; soigné à Saint-Louis à plusieurs reprises. A présenté la série des accidents secondaires.

Actuellement, présente à la jambe gauche, au tiers supérieur, une exostose facilement appréciable.

Entre à l'hôpital pour un tabes d'intensité moyenne ayant débuté il y a 9 mois.

Douleurs fulgurantes aux membres inférieurs. Ce sont elles qui ont provoqué son entrée. Pas de douleurs en ceinture, Pas de manifestations urinaires, ni troubles trophiques.

Troubles de la locomotion modérés.

Diminution de la sensibilité, surtout à gauche.

Champ visuel rétréci à gauche.

Abolition des réflexes : crémastérien totale, rotulien moins marquée, mais très diminuée.

Poumons examinés avec soin ne laissent percevoir qu'une bronchite de légère intensité.

*Traitement.* — Injection d'huile grise ; stypage au chlorure de méthyle ; et antipyrine.

Le malade souffrant moins part après 3 semaines de traitement.

*Analyse* (21 *mai* 1901).

| | |
|---|---|
| Volume en 24 heures. . . . | 1 500cc |
| Coloration. . . . . . . . | paille clair |
| Réaction. . . . . . . . . | acide |
| Densité. . . . . . . . . | 1 023 |

| | LITRE | 24 HEURES |
|---|---|---|
| | — | — |
| Albumine. . . . . . . . | 0 | 0 |
| Glucose. . . . . . . . . | 0 | 0 |

| ANALYSE DU 21 MAI 1901 | LITRE | 24 HEURES |
|---|---|---|
| | gr. | gr. |
| Acidité apparente. . . . . . . . . . | 1 582 | 2 379 |
| — réelle. . . . . . . . . . | 3 842 | 5 763 |
| | gr. | gr. |
| Résidu organique. . . . . . . . . | 19 579 | 29 368 |
| — inorganique. . . . . . . . | 13 800 | 20 700 |
| — total. . . . . . . . . . | 33 379 | 50 068 |
| | gr. | gr. |
| Urée. . . . . . . . . . . . . . | 12 908 | 19 362 |
| Acide urique. . . . . . . . . . . | 0 090 | 0 135 |
| Azote total. . . . . . . . . . . | 7 524 | 11 286 |
| — de l'urée. . . . . . . . . . | 6 004 | 9 006 |
| — incomplètement oxydé. . . . | 1 520 | 2 280 |
| Matières azotées incomplètement oxydées | 3 725 | 5 587 |
| Matières ternaires. . . . . . . . . | 2 856 | 4 274 |
| | gr. | gr. |
| Acide phosphorique total. . . . . . . . | 1 460 | 2 190 |
| — combiné aux alcalis. | 0 900 | 1 350 |
| — — terres. | 0 560 | 0 840 |
| Chlore. . . . . . . . . . . . . | 6 677 | 10 015 |
| Chlorure de sodium. . . . . . . . | 11 000 | 16 500 |
| Acide sulfurique total. . . . . . . . | 1 850 | 2 825 |
| — préformé. . . . . . | 1 693 | 2 530 |
| — conjugué. . . . . . | 0 105 | 0 157 |
| Soufre incomplètement oxydé. . . . | 0 052 | 0 077 |
| Chaux. . . . . . . . . . . . . | 0 245 | 0 367 |
| Magnésie. . . . . . . . . . . . | 0 104 | 0 156 |

*Analyse du* 21 *mai* 1901. — Coefficients de :

| | % |
|---|---|
| Déminéralisation. . . . . . . . . . | 41 3 |
| Du résidu inorganique à l'azote total . . | 156 8 |
| Oxydation de l'azote. . . . . . . . | 79 8 |
| Acide phosphorique à l'azote total. . . | 19 4 |
| — — terreux à acide phosphorique total. . . . . . . . | 38 3 |
| Acide phosphorique total au résidu inorganique. . . . . . . . . . | 10 5 |
| Chlore à l'azote total. . . . . . . . | 88 7 |
| — au résidu inorganique. . . . | 48 3 |
| Acidité apparente à l'azote total. . . . | 21 0 |
| — réelle — . . . | 51 0 |
| — apparente à l'acidité réelle. . . | 41 1 |
| Matières ternaires aux matières organiques | 14 5 |
| Rapport de l'acide urique à l'urée. . . | 143 4 |
| Acide sulfurique total à l'azote. . . . | 24 6 |
| — — conjugué à l'acide sulfurique total. . . . . . . . . . . | 5 67 |
| Oxydation du soufre. . . . . . . . | 97 |
| Chaux à l'azote. . . . . . . . . | 3 2 |
| Magnésie à l'azote. . . . . . . . . | 1 4 |

Observation XVII (personnelle).

C. P..., camelot, 28 ans, entre à la Pitié, salle Piorry, n° 10, le 29 juin 1901.

*Antécédents personnels.* — Service militaire en Afrique ; n'a pas eu là mauvaise santé.

Constitution bonne ; taille, 1$^{m}$,79 ; poids, 76 kilogrammes.

Accident primitif date de 9 ans. Pas de traitement au début. Au régiment, manifestations secondaires traitées à l'infirmerie.

Depuis 3 ans, revenu à plusieurs reprises dans le service de M. Thibierge pour des manifestations secondaires rebelles.

Le 1$^{er}$ juillet, on note 2 exostoses frontales ayant débuté depuis quelques mois.

Depuis un mois, une gomme de la grosseur d'une petite noisette a détruit l'angle interne de l'œil droit et la cloison du nez.

*Traitement.* — Injection de calomel de dix centigrammes.

Deux analyses : la première le 1$^{er}$ juillet, la deuxième le 21 juillet.

*Première analyse* (1er *juillet* 1901).

| | |
|---|---|
| Volume en 24 heures. . . . . | 900cc |
| Coloration. . . . . . . . | ambrée léger trouble |
| Réaction. . . . . . . . . | légèrement alcaline |
| Densité. . . . . . . . . . | 1 021 |

| | LITRE | 24 HEURES |
|---|---|---|
| | — | — |
| Albumine. . . . . . . . . | 0 | 0 |
| Glucose. . . . . . . . . | 0 | 0 |

| PREMIÈRE ANALYSE | LITRE | 24 HEURES |
| --- | --- | --- |
| | gr. | gr. |
| Acidité apparente. . . . . . . . . . | 2 260 | 2 034 |
| — réelle. . . . . . . . . . | 5 424 | 4 882 |
| | gr. | gr. |
| Résidu organique. . . . . . . . . | 48 882 | 43 993 |
| — inorganique. . . . . . . . | 14 600 | 13 140 |
| — total. . . . . . . . . . | 63 482 | 57 134 |
| | gr. | gr. |
| Urée. . . . . . . . . . . . . . | 30 233 | 27 210 |
| Acide urique. . . . . . . . . . | 0 530 | 0 477 |
| Azote total. . . . . . . . . . . | 15 592 | 14 033 |
| — de l'urée. . . . . . . . . . | 14 062 | 12 656 |
| — incomplètement oxydé. . . . . | 1 530 | 1 377 |
| Matières azotées incomplètement oxydées | 2 385 | 2 146 |
| Matières ternaires. . . . . . . . . | 15 784 | 14 161 |
| | gr. | gr. |
| Acide phosphorique total. . . . . . . | 2 900 | 2 610 |
| — combiné aux alcalis. | 2 450 | 2 205 |
| — — terres. | 0 450 | 0 405 |
| Chlore. . . . . . . . . . . . . | 5 487 | 4 938 |
| Chlorure de sodium. . . . . . . . | 9 100 | 8 190 |
| Acide sulfurique total. . . . . . . | 3 734 | 3 360 |
| — préformé. . . . . | 2 973 | 2 676 |
| — conjugué. . . . . | 0 177 | 0 159 |
| Soufre incomplètement oxydé. . . . | 0 584 | 0 525 |
| Chaux. . . . . . . . . . . . . | 0 315 | 0 283 |
| Magnésie. . . . . . . . . . . . | 0 407 | 0 367 |

*Première analyse.* — Coefficients de :

| | °/° |
|---|---|
| Déminéralisation. . . . . . . . . | 23 |
| Résidu inorganique à l'azote total. . . | 94 |
| Oxydation de l'azote. . . . . . . . | 90 |
| Acide phosphorique total à l'azote total. | 19 |
| — — terreux à acide phosphorique total. . . . . . . . | 15 5 |
| Acide phosphorique total au résidu inorganique. . . . . . . . . . . | 20 |
| Chlore à l'azote. . . . . . . . . | 35 |
| — au résidu inorganique. . . . | 37 6 |
| Acidité apparente à l'azote total. . . . | 14 5 |
| — réelle — . . . . . | 34 8 |
| — apparente à l'acidité réelle. . . | 42 |
| Matières ternaires aux matières organiques | 32 |
| Rapport de l'acide urique à l'urée. . . | 1/57 |
| Acide sulfurique total à l'azote. . . . | 24 |
| — — conjugué à acide sulfurique total. . . . . . . . . . | 4 90 |
| Oxydation du soufre. . . . . . . . | 84 |
| Chaux à l'azote total. . . . . . . . | 1 82 |
| Magnésie — . . . . . . . . | 2 61 |

*Deuxième analyse* (22 *juillet* 1901).

| | |
|---|---|
| Volume en 24 heures. . . . | 1 800$^{cc}$ |
| Coloration. . . . . . . . | paille, troubles |
| Réaction. . . . . . . . . | acide |
| Densité. . . . . . . . . | |

| | LITRE | 24 HEURES |
|---|---|---|
| Albumine. . . . . . . . | 0 | 0 |
| Glucose. . . . . . . . . | 0 | 0 |

| DEUXIÈME ANALYSE | LITRE | 24 HEURES |
|---|---|---|
| | gr. | gr. |
| Acidité apparente. . . . . . . . . . | 2 034 | 3 661 |
| — réelle. . . . . . . . . . | 5 650 | 7 450 |
| | gr. | gr. |
| Résidu organique. . . . . . . . . | 20 154 | 36 277 |
| — inorganique. . . . . . . . | 13 000 | 23 400 |
| — total. . . . . . . . . . | 33 154 | 69 677 |
| | gr. | gr. |
| Urée. . . . . . . . . . . . . | 12 579 | 22 643 |
| Acide urique. . . . . . . . . . | 0 035 | 0 063 |
| Azote total. . . . . . . . . . | 6 393 | 11 507 |
| — de l'urée. . . . . . . . . . | 5 851 | 10 531 |
| — incomplètement oxydé. . . . | 0 542 | 0 975 |
| Matières azotées incomplètement oxydées | 1 325 | 2 385 |
| Matières ternaires. . . . . . . . . | 6 215 | 11 187 |
| | gr. | gr. |
| Acide phosphorique total. . . . . . | 1 210 | 2 178 |
| — combiné aux alcalis. | 0 740 | 1 332 |
| — — terres. | 0 470 | 0 926 |
| Chlore. . . . . . . . . . . . | 5 099 | 9 178 |
| Chlorure de sodium. . . . . . . . | 8 400 | 15 120 |
| Acide sulfurique total. . . . . . . | 1 707 | 2 073 |
| — préformé. . . . . | 1 301 | 2 342 |
| — conjugué. . . . . | 0 106 | 0 191 |
| Soufre incomplètement oxydé. . . . | 0 300 | 0 540 |
| Chaux. . . . . . . . . . . . | 0 582 | 1 047 |
| Magnésie. . . . . . . . . . . | 0 176 | 0 317 |

*Deuxième analyse.* — Coefficients de :

| | % |
|---|---|
| Déminéralisation. . . . . . . . . | 39 2 |
| Résidu inorganique de l'azote total. . . | 203 |
| Oxydation de l'azote. . . . . . . . | 91 5 |
| Acide phosphorique total à l'azote total. . | 19 |
| — — terreux à acide phosphorique total. . . . . . . . . | 39 |
| Acide phosphorique total au résidu inorganique. . . . . . . . . . . | 9 3 |
| Chlore à l'azote . . . . . . . . | 80 |
| — au résidu inorganique . . . . . | 39 |
| Acidité apparente à l'azote total. . . . | 32 |
| — réelle — . . . . | 89 |
| — apparente à acidité réelle. . . | 36 |
| Matières ternaires aux matières organiques | 31 |
| Rapport de l'acide urique à l'urée. . . | 1/360 |
| Acide sulfurique total à l'azote. . . . | 26 7 |
| — — conjugué à acide sulfurique total. . . . . . . . . | 6 20 |
| Oxydation du soufre. . . . . . . . | 82 |
| Chaux à l'azote total. . . . . . . | 9 10 |
| Magnésie — . . . . . . . . | 2 77 |

Observation XVIII (personnelle).

L. C..., laveuse, 54 ans, entre à la Pitié, salle Valleix n° 28, le 10 juillet 1901.

*Antécédents.* — Mariée, bonne santé habituelle, mère d'une grande fille bien portante; taille, 1m,59; poids, 64 kilogrammes.

Accident initial remonte à 18 ans. Traitée à Saint-Louis, y est revenue 2 fois depuis pour des accidents secondaires.

Actuellement, d'aspect fatigué, usée, elle présente un teint terreux, la conjonctive subictérique, amaigrie, elle a perdu tout appétit, et ses forces déclinent.

On sent à la face postérieure et au tiers supérieur du cubitus gauche une exostose volumineuse.

Les urines sont rares (700 grammes seulement), et noirâtres. L'examen rapide y décèle la présence de pigments biliaires.

Le foie volumineux, débordant, avec bord libre irrégulier. La surface est bosselée de nombreux nodules gommeux.

Fèces colorées ; pas d'ascite.

*Traitement.* — Injections de biiodure d'hydrargyre et régime lacté.

La malade n'ayant pas éprouvé d'amélioration rapide, quitte l'hôpital au bout de 3 semaines.

*Analyse* (12 *juillet* 1901).

| | |
|---|---|
| Volume en 24 heures. . . . | 700$^{cc}$ |
| Coloration. . . . . . . | noires, pigments biliaires |
| Réaction. . . . . . . . | acide |
| Densité. . . . . . . . | 1017 |

| | LITRE | 24 HEURES |
|---|---|---|
| | — | — |
| Albumine. . . . . . . . | 0 | 0 |
| Glucose. . . . . . . . . | 0 | 0 |

| ANALYSE DU 12 JUILLET 1901 | LITRE | 24 HEURES |
|---|---|---|
| | gr. | gr. |
| Acidité apparente | 4 972 | 3 480 |
| — réelle | 9 040 | 5 628 |
| | gr. | gr. |
| Résidu organique | 30 620 | 21 434 |
| — inorganique | 12 000 | 8 400 |
| — total | 42 620 | 29 834 |
| | gr. | gr. |
| Urée | 16 929 | 11 850 |
| Acide urique | 0 400 | 0 280 |
| Azote total | 9 632 | 6 742 |
| — de l'urée | 7 874 | 5 512 |
| — incomplètement oxydé | 1 758 | 1 231 |
| Matières azotées incomplètement oxydées | 3 852 | 2 696 |
| Matières ternaires | 9 439 | 6 607 |
| | gr. | gr. |
| Acide phosphorique total | 4 000 | 2 800 |
| — combiné aux alcalis | 3 400 | 2 380 |
| — — terres | 0 600 | 0 420 |
| Chlore | 2 853 | 1 997 |
| Chlorure de sodium | 4 700 | 3 290 |
| Acide sulfurique total | 2 407 | 1 685 |
| — préformé | 1 493 | 1 045 |
| — conjugué | 0 203 | 0 142 |
| Soufre incomplètement oxydé | 0 811 | 0 568 |
| Chaux | 0 598 | 0 418 |
| Magnésie | 0 115 | 0 080 |

*Analyse du 12 juillet 1901.* — Coefficients de :

| | % |
|---|---|
| Déminéralisation | 28 |
| Résidu inorganique à l'azote total | 125 |
| Oxydation de l'azote | 82 |
| Acide phosphorique total à l'azote total | 41 5 |
| — — terreux à acide phosphorique total | 15 |
| Acide phosphorique total au résidu inorganique | 33 3 |
| Chlore à l'azote | 29 5 |
| — au résidu inorganique | 24 |
| Acidité apparente à l'azote total | 51 |
| — réelle — | 94 |
| — apparente à acidité réelle | 55 |
| Matières ternaires aux matières organiques | 30 8 |
| Rapport de l'acide urique à l'urée | 1/42 |
| Acide sulfurique total à l'azote | 25 |
| — — conjugué à acide sulfurique total | 8 44 |
| Oxydation du soufre | 70 5 |
| Chaux à l'azote total | 6 21 |
| Magnésie. — | 1 20 |

Observation XIX (personnelle).

J. L..., giletière, 22 ans, entre à la Pitié, salle Valleix, n° 34, le 23 juillet 1901.

*Antécédents héréditaires.* — Parents bien portants, nombreux enfants, tous en bonne santé.

*Antécédents personnels.* — Rougeole dans l'enfance. A 18 ans, affection broncho-pulmonaire aiguë ; mais s'est bien rétablie. Bonne santé depuis jusqu'à sa syphilis.

Constitution moyenne ; taille, 1m,59 ; poids, 56 kilogrammes. Accident initial, vulvaire, date de 2 ans 1/2. Traitée seulement dès l'apparition d'une roséole assez intense. A éprouvé depuis de la céphalalgie violente ; de la photophobie. Elle a perdu ses cheveux et a eu des plaques buccales et vaginales qui ont persisté longtemps malgré des cautérisations et un traitement mercuriel régulièrement suivi.

Actuellement assez déprimée ; anémie marquée ; poussée papulo-squameuse à l'avant-bras droit, de forme circinée, de la largeur d'une pièce de 5 francs. Un autre groupe plus petit existe à la cuisse droite. Aucune autre manifestation cutanée ou des muqueuses.

*Traitement.* — Injections de biiodure d'hydrargyre.

La malade reste en traitement 4 semaines.

Au départ, anémie et état général bien améliorés.

*Analyse* (24 *juillet* 1901).

| | |
|---|---|
| Volume en 24 heures. . . . | 1 300cc |
| Coloration. . . . . . . . | ambrée limpide |
| Réaction. . . . . . . . . | acide |
| Densité. . . . . . . . . | 1 013 |

| | LITRE | 24 HEURES |
|---|---|---|
| | — | — |
| Albumine. . . . . . . . . | 0 | 0 |
| Glucose. . . . . . . . . | 0 | 0 |

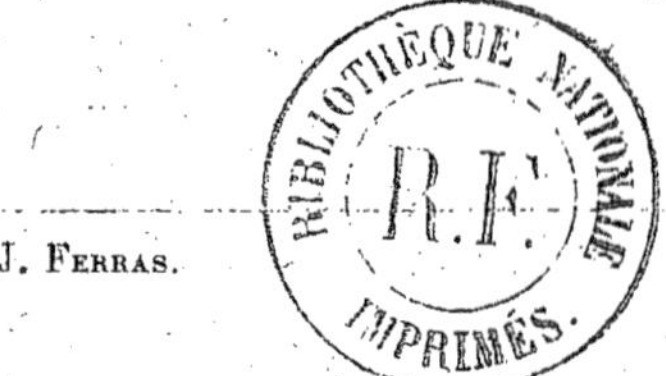
BIBLIOTHÈQUE NATIONALE R.F. IMPRIMÉS

| ANALYSE DU 24 JUILLET 1901 | LITRE | 24 HEURES |
|---|---|---|
| Acidité apparente | gr. 1 562 | gr. 1 930 |
| — réelle | 4 068 | 5 284 |
| Résidu organique | gr. 21 297 | gr. 27 686 |
| — inorganique | 12 900 | 16 770 |
| — total | 34 197 | 45 456 |
| Urée | gr. 11 754 | gr. 15 280 |
| Acide urique | 0 050 | 0 065 |
| Azote total | 7 163 | 9 312 |
| — de l'urée | 5 467 | 7 107 |
| — incomplètement oxydé | 1 696 | 2 205 |
| Matières azotées incomplètement oxydées | 4 200 | 5 460 |
| Matières ternaires | 5 293 | 6 881 |
| Acide phosphorique total | gr. 1 950 | gr. 2 535 |
| — combiné aux alcalis | 1 270 | 1 651 |
| — — terres | 0 680 | 0 884 |
| Chlore | 5 342 | 6 845 |
| Chlorure de sodium | 8 800 | 11 440 |
| Acide sulfurique total | 2 112 | 2 745 |
| — préformé | 1 766 | 2 296 |
| — conjugué | 0 063 | 0 082 |
| Soufre incomplètement oxydé | 0 283 | 0 368 |
| Chaux | 0 147 | 0 191 |
| Magnésie | 0 407 | 0 529 |

*Analyse du 24 juillet* 1901. — Coefficients de :

| | °/° |
|---|---|
| Déminéralisation | 37 7 |
| Résidu inorganique à l'azote | 180 |
| Oxydation de l'azote | 76 |
| Acide phosphorique total à l'azote total | 27 2 |
| — — terreux à acide phosphorique total | 35 |
| Acide phosphorique total au résidu inorganique | 15 |
| Chlore à l'azote | 74 5 |
| — au résidu inorganique | 41 4 |
| Acidité apparente à l'azote total | 21 8 |
| — réelle — — | 57 |
| — apparente à acidité réelle | 38 4 |
| Matières ternaires aux matières organiques | 25 |
| Rapport de l'acide urique à l'urée | 1/234 |
| Acide sulfurique total à l'azote | 29 5 |
| — — conjugué à acide sulfurique total | 2 98 |
| Oxydation du soufre | 86 |
| Chaux à l'azote total | 2 05 |
| Magnésie | 5 18 |

TABLEAU DES COEFFICIENTS DANS LA SYPHILIS PRIMAIRE

| | NORMAL | OBSERVATION 1 | | | OBS. 2 | OBS. 3 | | OBS. 4 |
|---|---|---|---|---|---|---|---|---|
| | | 22 mars | 30 mars | 9 avril | 25 avril | 7 mai | 20 mai | 16 mai |
| Déminéralisation. . . . . . . . . | 30 % | 30,5 | 16 | 16 | 23 | 42 | 54 | 22 |
| Résidu inorganique à azote total. . . | 120 | 151 | 63 | 94 | 103 | 196 | 355 | 98 |
| Oxydation de l'azote. . . . . . . | 83 | 71 | 72 | 70 | 93 | 82 | 92 | 77 |
| Ac. phosph. total à azote total. . . . | 18 | 7,5 | 14 | 14,5 | 16,5 | 15 | 38 | 23 |
| — terreux à ac. phosph. total. | 25 | 12,5 | 9 | 3 | 27 | 34 | 5,5 | 17 |
| — total au résidu inorganique. | 12 | 4,8 | 22 | 3 | 16 | 8 | 10,5 | 24 |
| Chlore à azote. . . . . . . . . | 45 | 66,5 | 16 | 54 | 45 | 92,5 | 161 | 30 |
| — au résidu inorganique. . . . | 32 | 44 | 25 | 58 | 44 | 47 | 45,5 | 31 |
| Acidité apparente à azote total. . . . | 28 | 7 | 14 | 31 | 19,5 | 11 | 33,5 | 33 |
| — réelle — . . . | 57 | 76 | 44 | 68 | 43,5 | 50 | 80 | 70 |
| — apparente à acidité réelle. . . | 50 | 9 | 31 | 46 | 45 | 23 | 41,5 | 47,5 |
| Matières ternaires aux matières organiq. | 20 | 2 | 5,5 | 30 | 30 | 27,5 | 27 | 58 |
| Rapport de l'acide urique à l'urée. . . | 1/45 | 1/70 | 1/95 | 1/70 | 1/80 | 1/111 | 1/70 | 1/38 |
| Ac. sulfur. total à azote total. . . . | 21 | » | » | » | 21 | 23 | 27 | 23 |
| — conjugué à ac. sulfur. total. | 4,33 | » | » | » | 3,5 | 5,36 | 7,21 | 4,54 |
| Oxydation du soufre. . . . . . . . | 90 | » | » | » | 82 | 82 | 80 | 77 |
| Chaux à azote total. . . . . . . | 2 | » | » | » | 1,87 | 1,87 | 5,7 | 5 |
| Magnésie à azote total. . . . . . | 1 | » | » | » | 1,69 | 1,69 | 1,8 | 3 |

TABLEAU DES COEFFICIENTS DANS LA SYPHILIS SECONDAIRE

| | NORMAL | Obs. 5 — 14 avril | Obs. 6 — 29 avril | Obs. 6 — 13 mai | Obs. 7 — 6 mai | Obs. 8 — 13 mai | Obs. 9 — 20 mai | Obs. 10 — 7 juin | Obs. 11 — 3 juillet | Obs. 12 — 10 juillet |
|---|---|---|---|---|---|---|---|---|---|---|
| Déminéralisation. . . . . . . . | 30 | 46 | 40 | 35 | 34 | 31 | 41 | 44 | 57 | 36,5 |
| Résidu inorganique à azote total. . . | 120 | 255 | 160,5 | 151,5 | 159 | 145 | 204 | 211 | 287 | 140 |
| Oxydation de l'azote. . . . . . . | 83 | 90 | 74,5 | 74,5 | 83 | 85 | 93,5 | 78 | 84 | 81,5 |
| Ac. phosph. total à azote total. . . . | 18 | 19,4 | 13,5 | 20 | 22 | 17 | 44 | 23 | 27 | 21 |
| — terreux à ac. phosph. total. | 25 | 35 | 14 | 36 | 20 | 18 | 20 | 23 | 64 | 46 |
| — total au résidu inorganique. | 12 | 7,5 | 13,5 | 13 | 14 | 12 | 22 | 11 | 13 | 16 |
| Chlore à azote. . . . . . . . . | 45 | 97 | 75 | 63,5 | 66,5 | 64 | 69 | 98 | 94 | 51 |
| — au résidu inorganique. . . . | 32 | 38 | 46,5 | 42 | 42 | 44,5 | 34 | 46 | 44 | 36 |
| Acidité apparente à azote total. . . . | 28 | 20 | 11,5 | 21 | 27 | 22 | 41 | 21 | 35 | 23,5 |
| — réelle — . . . . | 57 | 54 | 34,5 | 54,5 | 59,5 | 51,5 | 73,5 | 60 | 75 | 64,5 |
| — apparente à acidité réelle. . . | 50 | 36 | 33 | 39 | 46 | 50 | 55,5 | 35 | 47 | 36,5 |
| Matières ternaires aux matières organiq. | 20 | 26 | 7,5 | 23 | 28 | 31 | 28 | 23 | 23 | 12,5 |
| Rapport de l'acide urique à l'urée. . . | 1/45 | 1/68 | 1/47 | 1/37 | 1/43 | 1/78 | 1/139 | 1/49 | 1/133 | 0 |
| Ac. sulfur. total à azote total. . . . | 21 | 30,5 | 23 | 23 | 27 | 25 | 42 | 19,4 | 32 | 22 |
| — conjugué à ac. sulfur. total. | 4,33 | 6,80 | 5,20 | 4,66 | 6,19 | 5,8 | 4,39 | 6,87 | 0,49 | 4,77 |
| Oxydation du soufre. . . . . . . | 90 | 85 | 81 | 85 | 90 | 87 | 55 | 80 | 61 | 94 |
| Chaux à azote total. . . . . . . . | 2 | 4,4 | 3,32 | 3,03 | 1,52 | 3,41 | 9,95 | 9,28 | 12,71 | 2,70 |
| Magnésie à azote total. . . . . . . | 1 | 2,9 | 1,07 | 1,30 | 2,31 | 2,35 | 8,36 | 2,07 | 7,28 | 1,60 |

TABLEAU DES COEFFICIENTS DANS LA SYPHILIS TERTIAIRE

| | NORMAL | Obs. 13 — 18 avril | Obs. 14 — 22 avril | Obs. 15 — 3 mai | Obs. 15 — 8 juin | Obs. 15 — 3 juillet | Obs. 16 — 21 mai | Obs. 17 — 1er juill. | Obs. 17 — 22 juillet | Obs. 18 — 12 juillet | Obs. 19 — 24 juillet |
|---|---|---|---|---|---|---|---|---|---|---|---|
| Déminéralisation. . | 30 °/₀ | 19 | 28 | 34 | 29 | 32 | 41 | 23 | 39 | 28 | 38 |
| Résidu inorganique à azote total. | 120 | 61 | 210 | 128 | 83,5 | 148 | 157 | 94 | 203 | 125 | 180 |
| Oxydation de l'azote. . | 83 | 74 | 84 | 79 | 83 | 68 | 80 | 90 | 91,5 | 82 | 76 |
| Ac. phosph. total à azote total. | 18 | 16,5 | 40,5 | 23 | 24 | 12 | 19,5 | 19 | 19 | 41,5 | 27 |
| — terreux à ac. phosph. total. | 25 | 15 | 7 | 14 | 42 | 38 | 38,5 | 15,5 | 39 | 15 | 35 |
| — total au résidu inorganique. | 12 | 27 | 19 | 18 | 29 | 8 | 10,5 | 20 | 9,5 | 33,5 | 15 |
| Chlore à l'azote. | 45 | 20 | 34 | 54,5 | 28 | 39 | 88,5 | 35 | 80 | 29,5 | 74,5 |
| — au résidu inorganique. | 32 | 33 | 106 | 42,5 | 34 | 25 | 48,5 | 37,5 | 39 | 24 | 41,5 |
| Acidité apparente à azote total. | 28 | 17 | 31 | 29 | 0,8 | 14,5 | 21 | 14,5 | 32 | 51,5 | 22 |
| — réelle — | 57 | 51 | 73 | 72 | 37 | 58 | 51 | 35 | 89 | 94 | 57, |
| — apparente à acidité réelle. | 50 | 35 | 34 | 40 | 21,5 | 25 | 41 | 42 | 36 | 55 | 185 |
| Matières ternaires aux matières organiques. | 20 | 13,5 | 58 | 41 | 23,5 | 28,5 | 14 | 32 | 31 | 31 | 25 |
| Rapport de l'ac. urique à l'urée. | 1/45 | 1/97 | 1/270 | 0 | 1/77 | 1/113 | 1/140 | 1/57 | 1/360 | 1/42 | 1/234 |
| Ac. sulfurique total à l'az. total. | 21 | 15 | 45 | 25,5 | 24 | 39 | 24,5 | 24 | 26,7 | 25 | 29,5 |
| — conjugué à acide sulfurique total. | 4,33 | 7,78 | 9,60 | 6,40 | 4,92 | 13,7 | 5,67 | 4,90 | 6,20 | 8,44 | 2,98 |
| Oxydation du soufre. . | 90 | 66 | 78 | 88 | 82 | 57,5 | 97 | 84 | 82 | 70,5 | 86 |
| Chaux à azote total. . | 2 | 1,5 | 4,9 | 27,09 | 5,18 | 3,80 | 3,2 | 1,82 | 9,10 | 6,21 | 2,05 |
| Magnésie à azote total. | 1 | 0,9 | 5,1 | 7,20 | 3,67 | 2,09 | 1,4 | 2,61 | 2,77 | 1,20 | 5,18 |

## RÉSUMÉ ET DISCUSSION

L'étude comparée des tableaux précédents nous montre l'impossibilité d'établir une formule urinaire unique dans la syphilis.

Se rapprochant en cela de la clinique, l'analyse chimique fait voir, en effet, que les échanges se comportent différemment à chacune des 3 périodes de cette infection.

A l'encontre de M. Patoir qui ne trouve des altérations de la fonction urinaire que dans la moitié des cas dans la période d'activité, nous les avons, *toujours*, notées à cette même période chez tous nos malades.

Nous ne pouvons admettre davantage les conclusions de M. Soual, qui trouve qu'aux différentes périodes de la syphilis, les résultats sont, à peu de choses près, comparables, et que les échanges ne s'écartent guère de la normale.

Nous allons passer en revue les divers caractères et éléments, à chacune des 3 périodes, en établir les moyennes et, autant que possible, en tirer des conclusions sur la marche de la syphilis.

Nos malades étaient tous, au moment de l'examen, en période d'activité.

**Volume** (normale 1 250 centimètres cubes). — La

quantité des urines s'est montrée augmentée dans les 3 périodes dans 81 pour 100 des cas.

C'est surtout à la période secondaire que la polyurie a été la plus marquée (en moyenne 1 800 centimètres cubes); mais elle a atteint les chiffres extrêmes de 4 000 et 3 300 centimètres cubes aux deux autres périodes.

Chez les tertiaires, le taux des urines a été, en général, moins élevé et c'est à cette période que nous avons pu observer deux syphilis *hépatiques*, au cours desquelles les urines sont tombées à 700 et 580 centimètres cubes.

M. Soual n'avait pas signalé de polyurie; pour lui, le taux des urines aurait été le plus souvent au-dessous de la moyenne.

M. Patoir ne l'aurait notée que dans un tiers des cas.

En résumé, la polyurie a suivi la marche décroissante suivante :

| | | |
|---|---|---|
| Périodes. . . . . . . . . . . | 2e. . . . | 1,720 |
| | 1re. . . . | 1,683 |
| | 3e. . . . | 1,560 |

**Coloration** (normale, citrin). — La coloration a été en relation avec le volume, le plus souvent claire, limpide, couleur paille, quelquefois ambrée ; deux fois (syphilis hépatique), les urines noirâtres renfermaient des pigments biliaires.

L'*urobiline* n'a jamais été rencontrée, l'*hématine* par contre l'a été fréquemment.

**Densité** (normale, 1 020). — Malgré la quantité des urines émises, la densité reste élevée au-dessus de la normale chez les secondaires, s'en éloigne peu à la période primaire et devient franchement abaissée à la tertiaire, bien qu'ici les urines soient plus rares.

Nous nous rapprochons des résultats de M. Gastou qui avait noté 1 028 chez les secondaires, et 1 015 chez les tertiaires.

En résumé :

| | | |
|---|---|---|
| Densité décroissante aux périodes. . | 2e. . . . . | 1,022 |
| | 1re. . . . | 1,019 |
| | 3e. . . . . | 1,013 |

**Réaction** (normale, acide). — Sauf trois cas où elles étaient légèrement alcalines au papier de tournesol (Obs. I et XVII), mais où, à la phtaléine, il nous a été encore possible de calculer les acidités apparentes et réelles, les urines se sont toujours montrées franchement acides.

L'acidité apparente n'a guère varié à la période secondaire, mais se trouve nettement abaissée chez les primaires et les tertiaires.

Un fait à noter : dans les syphilis graves, l'acidité s'est montrée fort élevée dès le début ; d'autre part l'acidité totale paraît augmentée par le traitement mercuriel.

En résumé, l'acidité décroît dans cet ordre :

| | | |
|---|---|---|
| Ac. apparente. . . . . . . . . | 2e période. . | 3,482 |
| | 1re — | 2,163 |
| | 3e — | 2,054 |
| Ac. réelle. . . . . . . . . . | 2e période. | 8,493 |
| | 1re — | 5,234 |
| | 3e — | 4,933 |

**Résidu organique** (normale, 39 375). — L'observation I, à cheval sur les deux périodes : primaire et secondaire nous ayant présenté une syphilis maligne, suivie rapidement de mort, nous en avons fait abstraction dans certains coëfficients qu'elle serait venu fausser.

Les résidus organiques le plus souvent au-dessus de la normale à la période secondaire, sont très inférieurs chez les tertiaires et surtout chez les primaires.

La moyenne de ces résidus organiques a été :

| | | |
|---|---|---|
| Période. . . . . . . . . . . | 2e. . . . | 42,161 |
| | 3e. . . . | 29,073 |
| | 1re. . . . | 22,772 |

**Résidu inorganique** (normal 16 grammes). — Une infection aussi profonde que la syphilis devait amener des troubles dans la NUTRITION générale ; l'anémie, la perte des forces, la diminution sensible du poids étaient des preuves de DÉNUTRITION et probablement de DÉMINÉRALISATION. Les résultats de nos analyses ont confirmé nos prévisions.

En effet, d'après la règle qui s'affirme dès le début : que, toujours, c'est dans la syphilis secondaire que paraissent les altérations les plus constantes et les plus marquées, on voit le résidu inorganique presque *doublé* à cette période, descendre au-dessous de la normale dans les deux autres.

| | | |
|---|---|---|
| Les moyennes seront période. . . | 2e. . . . | 26,779 |
| | 3e. . . . | 12,833 |
| | 1re. . . . | 12,650 |

**Résidu total** (56,250 à l'état normal). — Englobant les organiques et inorganiques, il suit, naturellement, une marche parallèle à la leur et nous donne, la période secondaire venant toujours en tête :

| | | |
|---|---|---|
| Périodes. . . . . . . . . . | 2^e^. . . | 68,940 |
| | 3^e^. . . | 41,905 |
| | 1^re^. . . | 35.422 |

**Urée** (normale, 25 grammes). — L'étude de l'urée avait déjà été faite dans la syphilis par MM. Gastou, Soual et Patoir. Ici nos résultats concordent encore, avec ceux de M. Gastou. Comme lui nous trouvons l'urée augmentée à la période secondaire, diminuée à la période tertiaire ; il ne parle pas de la primaire, qui, chez nous, est intermédiaire aux deux autres. Nous avons pu constater, à notre tour, au cours de ces *recherches*, que le Hg abaissait les *oxydations* et le taux de l'*urée*.

Nous nous expliquons ainsi les chiffres des tableaux des analyses de M. Soual, dont la période secondaire est en désaccord avec la nôtre. Ses analyses ont été faites chez des malades en traitement, déjà depuis plusieurs jours, les nôtres, autant que possible, avant tout traitement mercuriel.

Nous acceptons l'opinion de M. Patoir qui voit dans l'urée un moyen de défense de l'organisme contre l'infection syphilitique. Nos tableaux conformes à cette opinion marquent une *augmentation* nette de l'urée à la période secondaire, période d'activité de la syphilis, et un *abaissement* notable à la période plus silencieuse du tertiarisme :

| | | |
|---|---|---|
| Nous trouvons comme moyenne période. | 2^e^. . . | 26,699 |
| | 1^re^. . . | 20,393 |
| | 3^e^. . . | 14,004 |

**Acide urique** (normale, 0,555). — L'acide urique toujours *abaissé* suit la marche de l'urée ; pas très éloigné de la normale, en général, à la période secondaire, il tombe au-dessous de la moitié chez les primaires, et au-dessous du quart chez les tertiaires.

Deux fois, même, le dosage n'en fut pas possible, le filtre n'ayant retenu que de la matière colorante :

| Les moyennes sont : période. . . | 2e. . . . | 0,405 |
|---|---|---|
| | 1re. . . . | 0,230 |
| | 3e. . . . | 0,145 |

**Azote total** (normale, 14,053). — L'azote total, comme l'azote de l'urée, comme l'urée elle-même, nous donnerait des résultats erronés si nous nous en tenions aux chiffres bruts. Si donc nous éliminons les cas où l'absorption mercurielle est venue diminuer la quantité d'azote (2e et 3e analyse de la même observation), nous voyons que ici encore la loi se confirme : à la période secondaire l'azote est au-dessus de la normale ; ce sont des taux de 15, 16, 18.

Puis vient la période primaire dont la moyenne oscille autour du chiffre 10.

En dernier lieu, les tertiaires avec une moyenne de 9.

Nous aurons donc pour moyenne :

| Période. . . . . . . . . . . | 2e. . . . | 14,764 |
|---|---|---|
| | 1re. . . . | 10,750 |
| | 3e. . . . | 9,073 |

**Azote de l'urée** (normale, 11,665). — Mêmes remarques que pour l'azote total.

| | | |
|---|---|---|
| Période . . . . . . . . . . | 2e. . . | 12,374 |
| | 1er. . . | 9,389 |
| | 3e. . . | 6,342 |

**Azote incomplètement oxydé** (normale, 2,988). — Très voisin de la normale à la période secondaire, mais ici une inversion se produit et le tertiarisme nous montre des taux plus élevés que les accidents initiaux.

| | | |
|---|---|---|
| Moyennes pour périodes. . . . | 2e. . . . | 2,345 |
| | 3e. . . . | 1,627 |
| | 1re. . . . | 1,202 |

**Matières incomplètement oxydées** (normale, 5,559). — A la première période elles sont très abaissées, et sauf 2 cas dus à des syphilis malignes où la normale est dépassée, la moyenne de cette période n'eût pas atteint 2 grammes. L'élimination toujours forte, à la période secondaire, dépasse de beaucoup la normale, mais retombe aussitôt chez les tertiaires sans descendre toutefois aussi bas qu'à la période primaire.

| | | |
|---|---|---|
| Période . . . . . . . . . . | 2e. . . . | 7,048 |
| | 3e. . . . | 3,850 |
| | 1re . . . | 2,854 |

**Matières ternaires** (normale, 8,311). — Ces matières sont l'indice d'une digestion défectueuse et d'une insuffisance hépatique. Nous les avons trouvées toujours supérieures à la normale. Elles ont suivi une marche décroissante dans les 3 périodes de la syphilis. Dans les syphilis graves, même à la période tertiaire, elles ont dépassé 19 grammes et dans le cas où les accidents du début furent suivis de mort, elles ont une fois atteint 32 grammes.

| | | |
|---|---|---|
| Période | 1re. | 10,869 |
| | 2e. | 9,850 |
| | 3e. | 9,057 |

**Acide phosphorique total** (normale, 2,530). — Les *phosphates* ont été éliminés en très fortes proportions à la période secondaire.

Nous n'avons pu arriver au même résultat que M. Patoir qui considère que les phosphates suivent la courbe de l'urée. Dans nos analyses, à la période secondaire les quantités de phosphate éliminé ont été peu variables et se sont maintenues entre 3 et 4 grammes, et cela, bien que nous ayons observé des sujets d'âge, de sexe différents, hospitalisés dans des hôpitaux et services divers qui, par suite, n'étaient pas soumis à une même alimentation.

Nous n'avons pu également, sur ce point, accepter les chiffres fournis par M. Gastou qui, s'ils indiquent une élimination plus forte à la période secondaire que tertiaire, ce qui est exact, sont tout de même insuffisants si l'on envisage les quantités éliminées.

Ses moyennes supérieures à la période secondaire n'atteignent même pas la normale, alors que les nôtres la dépassent.

Pour les mêmes raisons nous repoussons les conclusions de M. Soual qui trouve les phosphates toujours diminués.

Aux périodes primaire et tertiaire, la quantité est retombée au-dessous de la normale avec des fluctuations assez notables, mais la moyenne ne se trouve cependant pas atteindre les chiffres des précédents auteurs.

| | | |
|---|---|---|
| A la période. . . . . . . . | 2e. . . . | 3,245 |
| | 3e. . . . | 2,084 |
| | 1re. . . . | 1,940 |

**Acide phosphorique combiné aux alcalis** (*soude et potasse*) (normale, 1,897). — Période secondaire : élimination double, qui tombe légèrement au-dessous de la normale dans les autres périodes.

| | | |
|---|---|---|
| Moyennes à la période. . . . . . | 2e. . . . | 2,852 |
| | 1re. . . . | 1,583 |
| | 3e. . . . | 1,463 |

**Acide phosphorique combiné aux terres** (*chaux et magnésie*) (normale, 0,647). — Également très élevé à la période secondaire se rapprochant de la normale chez les tertiaires pour tomber à la moitié chez les primaires.

| | | |
|---|---|---|
| Comme moyenne nous avons. . . | 2e. . . . | 1,035 |
| | 1re. . . . | 0,624 |
| | 3e. . . . | 0,357 |

**Chlore** (normale, 6,023). — Les quantités sont très élevées encore à la période secondaire où la moyenne se trouve presque doublée ; ici, comme pour les phosphates et le chlorure de sodium, nous ne pouvons accepter la théorie qui veut voir dans l'alimentation le facteur dominant. L'argument déjà fourni par nous conserve toute sa valeur.

Les quantités éliminées restent dans des proportions

trop identiques chez les différents sujets pour que nous puissions attribuer ce fait à une cause autre que la syphilis.

Chez les primaires le chlore reste encore légèrement au-dessus de la normale, baisse nettement à la période tertiaire et principalement dans les 2 cas de syphilis hépatique.

| | | |
|---|---|---|
| Moyenne aux 3 périodes. . . . . | 2$^{e}$. . . . | 11,123 |
| | 1$^{re}$. . . . | 6,279 |
| | 3$^{e}$. . . . | 4,919 |

**Chlorure de sodium** (normale 10,417). — Nos résultats donnent une proportion normale ou légèrement augmentée chez les primaires, double à la période secondaire et le plus souvent abaissée à la tertiaire.

Nous différons donc absolument en cela de M. Soual qui admet les chlorures normaux ou augmentés ; de M. Patoir qui, en les constatant en excès, y voit une relation avec l'urée que nous n'avons pu établir. Nous acceptons, au contraire, l'augmentation des chlorures à l'urée que M. Patoir a reproché à la thèse inaugurale de M. Soual.

Nous avons retrouvé dans le travail de M. Gastou une proposition analogue à la nôtre, puisqu'il admet un chiffre plus élevé à la période secondaire qu'à la tertiaire ; mais, ici encore, ses moyennes sont insuffisantes, surtout à la deuxième période de la syphilis.

Nous établirons donc pour moyenne :

| | | |
|---|---|---|
| à la période. . . . . . . . . | 2$^{e}$. . . . | 18,517 |
| | 1$^{re}$. . . . | 10,345 |
| | 3$^{e}$. . . . | 8,121 |

**Acide sulfurique total** (normale, 2,953). — La part importante du soufre dans l'hémoglobine où ses proportions dépassent même celles du fer ; et l'anémie du syphilitique cliniquement constatée et expérimentalement vérifiée par les travaux de Quinquaud et Dominici, nous ont fait prévoir des troubles dans l'élimination du soufre.

Nous étions cependant loin de nous attendre à les rencontrer aussi constants et aussi profonds.

C'est, en effet, aux périodes secondaire et tertiaire, alors que le foie, organe élaborateur des produits sulfurés, a reçu une atteinte prolongée de la syphilis, que l'élimination s'est montrée la plus élevée.

La syphilis, agissant comme une maladie infectieuse et se manifestant souvent dès le début par des phénomènes généraux accompagnés de troubles digestifs devait dès cette période retentir sur le foie. Un cas de syphilis maligne suivie de mort (Obs. I), au début de la période secondaire, nous a permis de constater que le foie était congestionné, doublé de volume, mais ne présentait aucune autre altération.

Ici encore la règle se vérifie :

A la période secondaire, l'élimination dépasse la normale pour retomber au-dessous aux périodes tertiaire et primaire.

| | | |
|---|---|---|
| Période. . . . . . . . . . | 2e. . . . | 3,758 |
| | 3e. . . . | 2,176 |
| | 1re. . . . | 2,017 |

**Acide sulfurique préformé** (normale, 2,529). — Les sulfates ont suivi la proportion déjà fournie par les phosphates. Élevés à la période secondaire, ils sont abaissés chez les tertiaires et les primaires.

| | | |
|---|---|---|
| Nous aurons pour moyenne : période. | 2e. . . . | 2,804 |
| | 3e. . . . | 1,808 |
| | 1re. . . . | 1,546 |

**Acide sulfurique conjugué** (normale, 0,129). — Presque doublé le plus souvent à la deuxième période, se maintient presque toujours au-dessus de la normale à la troisième ; dans la première période, il est toujours au-dessous.

| | | |
|---|---|---|
| Période. . . . . . . . . . | 2e. . . . | 0,193 |
| | 3e. . . . | 0,155 |
| | 1re. . . . | 0,104 |

**Soufre incomplètement oxydé** (normale, 0,215). — L'oxydation du soufre diminuée a été l'un des faits les plus saillants de nos analyses.

C'est toujours la période secondaire qui prédomine, mais dans l'élimination du soufre quelle qu'en soit la forme, le tertiarisme l'emporte toujours sur la période primaire.

| | | |
|---|---|---|
| Période. . . . . . . . . . | 2e. . . . | 0,642 |
| | 3e. . . . | 0,429 |
| | 1re. . . . | 0,276 |

**Chaux** (normale, 0,281) **et Magnésie** (normale, 0,140). — Les terres ont suivi toutes les deux la même proportion : doublées à la période secondaire, elles restent très au-dessus de la normale à la primaire pour retomber au-dessous chez les tertiaires.

En terminant cette discussion, nous ne saurions trop recommander la lecture des travaux de MM. Soual, Gastou et Patoir qui nous ont été d'un secours précieux aux cours de nos recherches.

**Fer.** — Au cours des calcinations pour le dosage des terres, où nous opérions sur un volume de 100 centimètres cubes d'urines, nous avons toujours rencontré au fond des capsules de platine un dépôt rougeâtre d'oxyde de fer assez abondant.

L'épreuve faite par le cyanoferrure nous a donné une coloration bleu de Prusse aussi intense que celle qu'il nous avait été permis de constater dans des analyses faites au cours de la chloro-anémie.

Ici encore nos analyses concordent avec la clinique, qui depuis longtemps déjà avait signalé l'anémie des syphilitiques(1), et aussi avec les travaux de Quinquaud et de Dominici qui la font commencer avec le début des accidents secondaires.

Pour nous l'anémie est plus complexe dans la syphilis et, étant donnée la composition de l'hémoglobine où la quantité de soufre est double de celle du fer, nous considérons l'élimination abondante du soufre comme un facteur aussi important que celle du fer lui-même.

**Éléments anormaux.** — Nous n'avons jamais rencontré de glucose, bien que nous l'ayons cherchée systématiquement chez tous nos malades.

(1) A. Fournier. Syphilis de la femme.

Les matières ternaires, stade précurseur du glucose quoique ayant atteint 2 fois les chiffres de 23 et 32 grammes, ne se sont jamais montrées en quantité suffisante pour amener la réduction du réactif cupro-potassique même après 15 minutes d'ébullition.

Nous avons trouvé, une fois, l'acide hippurique en de fortes proportions chez une malade (Obs. 4).

Les cristaux longs et typiques formaient de superbes arborisations chevelues sur les parois du vase.

Les urines étaient rares, mais rien dans l'alimentation de cette femme ne nous a permis de traduire la présence de cet acide en de si fortes proportions. Nous n'avons pu malheureusement poursuivre cette étude, la malade ayant cessé de venir à la consultation.

**Albumine.** — Un seul de nos malades a présenté de l'albumine.

Ce fut dès le début d'une syphilis grave qui devait emporter le sujet avant que l'accident initial ne fût encore effacé.

Ce cas fut intéressant à plus d'un titre ; puisqu'il nous a mis en présence : d'un chancre extragénital, d'une néphrite secondaire précoce et d'une mort subite chez un jeune sujet dont l'autopsie a pu être faite.

Cette syphilis fut éminemment maligne ; au vingtième jour d'un chancre de la lèvre supérieure, qui n'avait encore aucune tendance à la régression et s'accompagnait d'une adénopathie rétro-maxillaire très considérable, le malade était déjà comme tigré par une roséole confluente et atteint d'une néphrite que traduisaient 16 grammes d'albumine par 24 heures et une polyurie de 3 300 centimètres cubes.

Était-on en présence d'une néphrite secondaire aussi précoce ; ou bien l'albuminurie était-elle sous la dépendance d'une cause antérieure à la syphilis, comme pouvait le faire présumer une cicatrice encore visible à la jambe droite ?

Telle fut la question qu'on se posa tout d'abord.

Le malade fut soumis au régime lacté exclusif pendant 8 jours ; l'albumine resta stationnaire, l'état général sans modifications, seul le taux des urines tomba à 1 500 centimètres cubes. La néphrite était donc spécifique.

C'est alors que fut commencé le traitement mercuriel. A l'encontre de toutes les prévisions, en l'espace de 10 jours le malade s'hydrata sous nos yeux, rappelant les cas d'anasarque de la scarlatine, son poids passa de 53 à 64 kilogrammes, l'albumine monta à 40 grammes par 24 heures. Le taux des urines était encore élevé à 1 500 centimètres cubes, lorsque, une après-midi, il mourut subitement au milieu d'une conversation.

Cette néphrite que le régime lacté n'avait pas modifiée et qu'avait aggravée le traitement mercuriel, cette mort subite ! Tout nous rendait perplexe. Quelle surprise allait nous réserver l'autopsie ?

Faite avec le plus grand soin, elle ne nous a malheureusement donné aucune indication.

La plèvre et le péricarde étaient envahis par un épanchement séreux, mais en quantité insuffisante pourtant, pour avoir entravé le fonctionnement de ces organes. Les reins volumineux et blanchâtres, le foie doublé de volume, la rate énorme, tout traduisait une infection profonde, mais aucun organe n'était porteur d'une lésion suffisante pour avoir amené la mort.

Trois hypothèses ont alors surgi :

Le malade était mort d'urémie, frappé d'une de ces morts subites si bien mises en lumière par M. le Pr Brouardel ?

Il avait été emporté par une syncope au cours d'une péricardite ?

Nous rapprocherons plus volontiers ce cas des morts subites, inexpliquées chez les jeunes sujets, signalées par M. le Pr Fournier.

**Déductions tirées de l'étude des moyennes de coefficients.** — Les coefficients sont venus confirmer les résultats obtenus par l'étude des quantités globales des corps éliminés.

La déminéralisation s'est montrée partout supérieure à la normale. Ascendante dans la période primaire elle a atteint son agmée à la secondaire pour rester légèrement supérieure à la normale dans le tertiaire.

Le rapport du résidu inorganique à l'azote a suivi une marche parallèle.

L'oxydation de l'azote ne s'est guère éloignée de la normale : pourtant il semble qu'elle soit plus élevée chez les primaires, voisine de la normale à la période secondaire et légèrement abaissée chez les tertiaires. Elle irait donc en s'abaissant en suivant les étapes de la syphilis.

Le rapport de l'acide phosphorique total à l'azote a été élevé dans les trois périodes, mais surtout à la tertiaire.

Les terres par rapport à l'acide phosphorique total

se sont montrées faibles chez les primaires, abondantes à la période secondaire et normales chez les tertiaires.

Le rapport de l'acide phosphorique total au résidu inorganique a suivi une marche parallèle à celle des accidents : normal au début, il s'élève peu à la période secondaire mais devient très abondant chez les tertiaires.

Le rapport du chlore à l'azote a toujours été très élevé. Abondant à la première période, presque doublé dans la deuxième, il reste bien au-dessus de la normale dans la troisième.

Par rapport au résidu inorganique le chlore atteint dans les 3 périodes 42 pour 100 au lieu de 32.

Le rapport de l'acidité apparente à l'azote toujours inférieur à la normale s'est élevé en traversant la syphilis pour se rapprocher de la normale à la troisième période.

Le rapport de l'acidité réelle à l'azote a toujours dépassé la normale, mais s'est surtout montré élevé chez les primaires et les tertiaires.

Le rapport de l'acide urique à l'urée toujours très faible a été en s'abaissant de période en période.

Il en a été de même pour le rapport de l'acide sulfurique total à l'azote qui a toujours été bien au-dessus de la normale surtout dans les 2 dernières périodes.

Par rapport à l'acide sulfurique total l'acide sulfurique conjugué a toujours été supérieur à la normale et s'est montré surtout élevé à la période tertiaire.

L'oxydation du soufre toujours abaissée a suivi une marche inverse à celle de l'azote, très basse chez les primaires elle s'est élevée en suivant les étapes de la syphilis sans pour cela atteindre la normale.

Le rapport de la chaux et de la magnésie à l'azote variable suivant les individus s'est pourtant toujours montré très élevé et de beaucoup supérieur à la normale.

BIBLIOTHÈQUE NATIONALE R.F. IMPRIMÉS

# CONCLUSIONS

Les résultats de nos recherches ne permettent pas d'établir, dans la syphilis, une formule urinaire unique.

Mais un fait se dégage : c'est que les échanges nutritifs du syphilitique se comportent différemment à chacune des 3 périodes.

Dans la période secondaire, la formule se simplifie, tous les échanges sont *augmentés,* souvent même *doublés.*

A la période tertiaire, au contraire, ils sont, en général, *abaissés.*

Quant à la période primaire, à mesure que le sujet s'éloigne du début de l'accident initial, les résultats bien que variables semblent suivre une marche ascendante pour se rapprocher des secondaires.

Nous sommes donc ainsi amenés, au point de vue chimique, à ne plus considérer que deux périodes dans la syphilis : l'une, *primo-secondaire* avec des échanges *augmentés*, preuve d'une défense active de l'organisme ; l'autre, tertiaire, avec *diminution* des échanges, indice d'une déchéance profonde des tissus.

La déminéralisation s'est montrée très élevée à toutes les époques mais surtout pendant la secondaire.

Le soufre, le phosphore, la chaux, la magnésie, le fer ont dans la syphilis une élimination presque doublée.

L'oxydation du soufre, toujours inférieure à la normale, va en s'élevant en suivant les étapes de la syphilis.

L'oxydation de l'azote suit une marche inverse : exagérée au début, elle tombe très au-dessous de la normale dans le tertiarisme.

Les oxydations de l'azote abaissée dès le début sont un indice d'une syphilis grave.

Le fer se retrouve en grande quantité dans les urines au cours des périodes secondaire et tertiaires.

Le traitement mercuriel abaisse les oxydations, relève l'acidité.

BIBLIOTHÈQUE NATIONALE R.F. IMPRIMÉS

# BIBLIOGRAPHIE


Bouchard. — Ralentissement dans la nutrition.

Castaigne. — *Thèse,* Paris, 1900. Épreuve du bleu de méthylène et perméabilité rénale.

Charnaux, 1894. — Essai sur le diabète sucré syphilitique. *Thèse de doctorat,* Paris.

Chauffard. — Urologie dans la syphilis. Syphilis tertiaire, in *Progrès méd.,* Paris, 1887, IX, 973-974.

Derville. — Syphilis secondaire dénutritive, in *Journal des Sciences méd.,* Lille, 1896, p. 617, 628.

Descouts. — De l'albuminurie survenant dans le cours des accidents secondaires de la syphilis. Paris, 1878, in-4.

— Urologie dans la syphilis. L'albuminurie survenant dans le cours des accidents secondaires de la syphilis. *Thèse de doctorat,* Paris, 1879, nº 480.

Dominici. — Les altérations du sang dans la syphilis primaire et secondaire, in *Presse méd.,* 1898, 168 à 170.

Feinberg, 1889 à 1892. — Four cases of diabetes mellitus of syphilitic origin. *Vratcht.* Saint-Pétersbourg, 1889, X, 23, 59, 1892, XXIX, p. 119.

Fisher, 1892. — Syphilis in its relations to diabetes. *J. Ner. a Ment. Dis.* New-York, 1892, XIX, 521-524.

A. Fournier. — Syphilis de la femme.

Furbinger, 1885. — Urologie dans la syphilis. Albuminurie mercurielle et syphilitique, 4e *Congrès méd. Int.* Wiesbaden, 1885, avril 10.

Gastou. — Albuminurie syphilitique et chancre de l'abdomen. *Bull. Soc. franç. de dermat. et syph.* Paris, 1893, IV, 558-560.

— Formule urinaire des dermatoses, in *Bulletin de la Soc. dermat.*, n° 3, mars 1901, p. 137.

Gaube (du Gers). — Cours de minéralogie biologique, 1901.

Justus. — Changements apportés au sang par la syphilis, etc. *Virchow's Arch.*, Berlin, 1895, p. 740. — *Annales de dermatologie et de syphilig.*, Paris, 1896.

Lécorché et Talamon. — Polyurie syphil., in *Méd. moderne*, 1887-90, 517-522.

Patoir. — De l'excrétion urinaire chez les syphilitiques. Contribution à l'étude des troubles de la nutrition générale et des frictions rénales et hépatiques dans le cours de la syphilis, in *Archives générales de méd.*, Paris, avril 1901.

Quinquaud. — Chimie pathologique. Recherches d'hématologie clinique.

De Rey-Pailhade. — *Académie des Sciences*, 1888 et suiv.

Albert Robin. — Essai d'urologie clinique. *La fièvre typhoïde.* Année 1877.

— Leçons de clinique et de thérapeutique médicale. Paris 1887.

Soual. — Recherches sur l'urine des syphilitiques. *Thèse de doctorat*, Toulouse, 1900.

Stephanoff. — *Thèse*, Saint-Pétersbourg, 1875, cité par Jullien.

Theille. — Néphrite syph. secondaire. *Thèse*, Paris, 1898, n° 598.

Zeleneff. — Anémie syphilitique. *Thèse*, Paris, 1899-1900, n° 159.

BIBLIOTHÈQUE NATIONALE RF IMPRIMÉS

CHARTRES. — IMPRIMERIE DURAND, RUE FULBERT.

www.ingramcontent.com/pod-product-compliance
Ingram Content Group UK Ltd.
Pitfield, Milton Keynes, MK11 3LW, UK
UKHW020346230726
13925UKWH00003B/988